Sandra Cascio

Germe de blé fermenté, miracle santé à travers les âges

Préface du Docteur Christian Roche

MedicatriX

Imprimé en France (Nouvelle Imprimerie Laballery - 58500 Clamecy)

ISBN 978–2–87211–126–8
Dépôt légal 2013/5053/V
2e édition : mars 2014

39, avenue du Centenaire — B-4053 Embourg (Belgique)
Tél. : + 32 (0) 4 365 27 29 – Fax : + 32 (0) 4 341 29 21
Courriel : infos@mpeditions.be

Préface du Docteur Christian Roche

Expert en santé globale

Il est hautement probable qu'il existe une relation de cause à effet entre la mauvaise nutrition, la « malbouffe » et l'explosion des cancers. Cependant, le message nous incitant à mieux manger, qui s'inscrit également dans un concept plus large de « mode de vie sain », n'interpelle qu'une minorité de personnes. La prise de conscience que nous sommes ce que nous mangeons est longue et difficile.

Ce livre va dans le sens de ce changement nécessaire tout en allant encore plus loin : il nous fait comprendre que notre aliment doit être notre première médecine à travers un aliment simple : le germe de blé. Ce thème est toujours audacieux, tant la tradition thérapeutique, solidement ancrée, nous serine que pour avoir un effet santé, une substance doit obligatoirement développer des effets secondaires. L'aliment sort par définition de ce principe, osons le dire, plus ou moins dogmatique. Et si la malbouffe fabrique du cancer, des aliments stars, des super aliments pourraient, eux, participer activement au combat contre cette maladie. Plus que le combat, ils nous aideraient finalement à faire la paix avec nous-même et à relancer nos forces intérieures d'auto guérison. Ail, brocoli, curcuma, safran, fruits originaux tels que la grenade, myrtilles, germes, pépins, pectines, bon nombre d'aliments aux actions uniquement positives devraient prendre une place de choix dans l'arsenal non pas thérapeutique mais dans notre panoplie vitale.

L'ouvrage nous raconte l'histoire du germe de blé fermenté. Il en fait l'éloge et explique ses effets et son mode d'action dans le détail. Bien que les études citées en référence soient parfois un peu limitées en nombre de cas cliniques, le sérieux des auteurs, leur diversité et les résultats positifs qui en découlent méritent véritablement que l'on prête attention à ce produit. La bibliographie est somme toutes assez fournie pour un complément alimentaire. L'action semble à la fois très spécifique sur des mécanismes très ciblés de la genèse et du développement des tumeurs. Elle est également très large, lui conférant une action plus globale, plus préventive. Un fondamental est respecté, celui de ne pas se passer des traitements classiques. Le lecteur trouvera des explications très poussées sur les hypothèses de l'action de ce super nutriment. En effet, l'hypothèse de son action sur la réduction du glucose disponible dans l'environnement de la tumeur est des plus intéressantes puisque les cellules cancéreuses se nourrissent de 50 fois plus de glucose que les cellules saines. Ce qui a pour effet de couper les vivres aux cellules malignes sans altérer l'équilibre des cellules saines. La conclusion serait qu'il serait bon de consommer assez régulièrement ce germe de blé fermenté et de le prendre presque comme un médicament en cas de pathologie plus lourde, immunitaire et lors de cancers. Tout cela doit nous inciter à continuer la recherche sur le germe de blé en particulier et sur tous les aliments santé en général. Une nouvelle vision de la santé et de la maladie plus globale, avec la possibilité de prendre véritablement sa vie en main, en découle. Sans doute l'un des enjeux les plus exaltants de la médecine du 21e siècle.

Le germe de blé fermenté, miracle santé à travers les âges

Le cancer représente la première cause de mortalité en France. Chez l'homme, il cause 33% de l'ensemble des décès et 24% de l'ensemble des décès chez les femmes. Malheureusement, ces chiffres ne cessent d'augmenter au cours des années. Une personne sur 3 aura un cancer et 1 sur 4 mourra d'un cancer.

Ce livre évoquera les actions d'un extrait de germe de blé fermenté unique; il a été le sujet de nombreuses études et recherches, que ce soit *in vitro* sur différentes lignées cellulaires, *in vivo* chez des animaux ou dans des études cliniques chez l'homme. Ces études ont montré que le germe de blé fermenté regorge de puissants effets anti-cancers[1] et immunomodulateurs qui pourraient diminuer cette croissance des cancers. Depuis plus de 10 ans, il est utilisé comme adjuvant aux thérapies conventionnelles contre le cancer (radiothérapie, chimiothérapie, immunothérapie et chirurgie) dans de nombreux pays (Italie, Hongrie, USA, Russie, Espagne, Finlande, Roumanie, Australie...), et commence à se faire connaître en France depuis peu.

Qui sont les inventeurs de ce fabuleux trésor santé? Découvrez l'interview de Maté Hidvégi, la tête pensante de ce fabuleux produit! Comment ce germe de blé fermenté spécifique a-t-il été mis au point? Pourquoi n'est-il pas comme tous les autres germes de blé? Quelles sont ses actions anti-cancers? Comment cela a-t-il été prouvé? Présente-t-il des effets indésirables, tout comme les traitements conventionnels? Que pouvez-vous espérer obtenir comme résultats lors d'une consommation quo-

1. Ce terme devra être pris non dans le sens «qui guérit les cancers», mais plutôt «qui augmente le taux de survie et améliore la qualité de vie des patients souffrant d'un cancer»

tidienne de germe de blé fermenté ? Après combien de temps ? Dans quels cas ? Quels sont les résultats obtenus chez l'homme dans les études cliniques ? Que disent les consommateurs de ce germe de blé fermenté ?

Voilà les quelques questions auxquelles ce livre répond, notamment avec l'aide de son inventeur, qui, lors d'une interview, nous expliquera comment il a eu l'idée de mettre au point ce produit, quels sont ses plus grandes fiertés et les évènements qui l'ont aidé à persévérer durant ses longues années de recherches. Un grand éventail d'études au sujet de ce germe de blé fermenté a permis de répertorier des explications simples et parfois, un peu plus complexes, afin de comprendre les bénéfices de ce complément alimentaire. Ainsi, vous pourrez le conseiller à toute personne qui pourrait en retirer des avantages non négligeables… pour sa santé ! Des mois, voire des années supplémentaires de gagnées parmi les siens.

Szent-Györgyi, prix Nobel de médecine pour sa découverte des propriétés biochimiques de la vitamine C, découvre en premier les actions anti-cancers du germe de blé fermenté. Ensuite, le professeur Hidvégi met au point la technique originale de fabrication et commence les premières études pour démontrer ses actions anti-cancers.

Une multitude de mécanismes biochimiques expliquent cet effet bénéfique en accompagnement des patients atteints de cancer.

Les études sur le germe de blé fermenté montrent qu'il agit sur différents types de lignées cellulaires. Il est efficace, que ce soit sur les cellules cancéreuses du sein, de la prostate, du pancréas, du côlon, mélanome, leucémie et bien d'autres encore (Mueller *et al*, 2011).

Il améliore l'énergie, l'état général et la qualité de vie des patients atteints de cancer (Hidvégi, 2003). Il ralentit la progression de la maladie et améliore leur survie, même dans les cancers à un stade avancé. Il permet de réduire de 82 % l'apparition de nouvelles tumeurs chez des patients souffrant de cancer du côlon (Jakab, 2003). Il augmente le temps de survie de 2 années supplémentaires chez des patients atteints de mélanome de stade III (Demidov, 2008). Par ailleurs, au-delà de ses actions chez les adultes, il présente également des bénéfices pour les enfants atteints de cancer, car il permet de diminuer les risques de survenue d'une infection lors des chimiothérapies (Garami, 2004).

Parcourez ce livre et faites-le connaitre à vos proches, ils vous en remercieront.

Chapitre 1
Histoire du blé

1. Symbole d'immortalité

Dans toutes les civilisations qui connaissent cette céréale, le blé a été conçu comme un symbole du cycle mystique de la mort et de la résurrection. Sans doute par analogie avec le grain que l'on retourne au sol, qui semble dormir pendant tout l'hiver, mais qui est la promesse d'autres épis le printemps revenu. Le blé symbolise dans beaucoup de civilisations le don de la vie qui ne peut être qu'un présent des dieux, la nourriture essentielle et primordiale.

Chez les Grecs et les Romains, les prêtres répandaient du blé ou de la farine sur la tête des victimes avant de les immoler. Le blé, semence d'immortalité ou promesse de résurrection, est une nourriture fondamentale signifiant nourriture d'immortalité.

Dans la Bible, souvenez-vous du semeur qui jette son blé dans le champ. Parmi eux, certains grains tombent dans la bonne terre et rapportent au centuple, d'autres tombent parmi les cailloux et les ronces et ne peuvent y germer. Dans cette parabole, le grain de blé est la parole de Dieu (l'Evangile de Saint Jean (XII, 24-25)).

2. La Mésopotamie et le Croissant fertile

Originaire de Mésopotamie, la culture du blé est l'une des plus anciennes du monde. A l'origine de la « Révolution Néolithique » il y a de cela 10 000 à 5000 ans, le blé a permis à l'homme de manipuler la nature et de gérer le milieu. Avec la mise en culture du blé et la sélection des variétés les mieux exploitables, il n'est désormais plus nécessaire pour l'homme de se déplacer constamment et de se contenter de ce qui est à sa disposition. C'est la venue de la sédentarité et de la civilisation moderne grâce à cette céréale.

3. Le grenier à blé

Après ces millénaires, le blé reste la première plante cultivée au monde. La France est le premier producteur de l'union européenne de cette céréale. Quand vous voyez un champ, vous avez une chance sur deux pour que ce soit un champ de blé ! La France tient un rôle important. Elle fait partie des grands greniers du monde et sa vocation céréalière est une donnée majeure de son économie.

Chapitre 2
L'histoire du germe de blé fermenté : un germe qui peut sauver des milliers de vies et empêcher des quantités de souffrances.

Szent-Györgyi et Máté Hidvégi sont deux scientifiques qui font aujourd'hui partie des grands noms. Intelligents et ingénieux, ils ont réussi à tirer profit d'un aliment de base utilisé depuis des siècles, en lui découvrant des propriétés bénéfiques pour les patients atteints du cancer.

Szent-Györgyi a jeté les bases qui ont servi de tremplin à Máté Hidvégi pour la mise en place de ce miracle de la santé à travers les âges... Leur mérite tient à leur intuition, mais aussi à leur persévérance. Györgyi est le premier à découvrir les substances anti-cancers du germe de blé fermenté et le professeur Hidvégi réussi à optimiser le processus qui permettra de démultiplier ses actions bénéfiques.

Découvrez, à travers l'interview accordée par Maté Hidvégi, comment est né ce complément alimentaire qui a accompagné des milliers de personnes dans les moments difficiles, amélioré leur qualité de vie et prolongé de plusieurs années leur présence parmi les leurs, pour la plus grande fierté de son inventeur.

1. Szent- Györgyi soupçonna le 1er les bienfaits du germe de blé fermenté

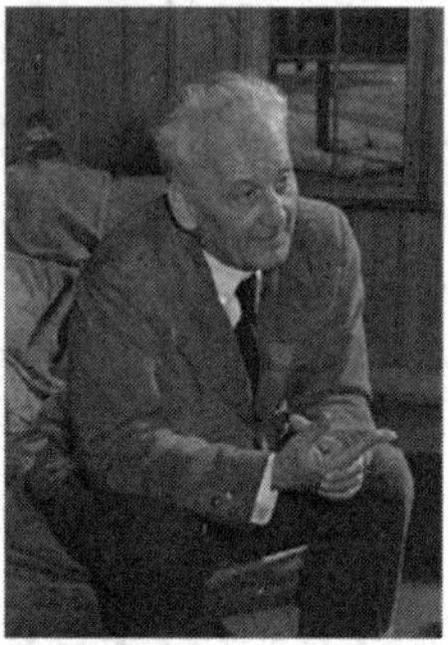

Figure 1 : M. Szent-Györgyi

1.1 Qui est Szent-Györgyi ?

Szent-Györgyi (1893-1986) (figure 1) est un chercheur célèbre dans le domaine scientifique. Il a reçu le prix Nobel de physiologie et médecine en 1937 pour son travail sur la vitamine C et son exploration de ses propriétés biochimiques. Il est aussi connu pour son travail sur la respiration cellulaire, identifiant l'acide fumarique et progressant vers ce qui est connu à l'heure actuelle sous le nom de cycle de Krebs.

Vers la fin de sa vie, il oriente ses recherches vers l'analyse de composants pouvant avoir des actions « anti-cancers ». De nombreux scientifiques riaient de lui lorsqu'il évoquait ses théories sur les radicaux libres et leurs causes potentielles dans les cancers. Pourtant, aujourd'hui, il est bien connu que certains composants contenus dans les aliments, tout comme ceux présents dans le germe de blé fermenté, protègent l'ADN et les protéines des dégâts causés par les radicaux libres ou protègent contre les cellules anormales qui engendrent, à long terme, la formation et la prolifération des cancers.

1.2 Pourquoi Szent-Györgyi s'est-il intéressé au germe de blé fermenté ?

La recherche de substances pour soigner le cancer sans détruire les cellules saines

Pendant la Première Guerre mondiale, de 1914 à 1916, Györgyi exerce comme médecin hongrois. Il observe les effets dévastateurs que peuvent provoquer les gaz de moutardes azotées, aussi nommés ypérites. Ces derniers sont utilisés comme arme chimique dans le but d'infliger à l'adversaire de graves brûlures chimiques des yeux, de la peau et des muqueuses, y compris à travers les vêtements et à travers le caoutchouc naturel des bottes et des masques.

Peu après la fin de la Première Guerre mondiale, les médecins remarquent que les ypérites pourraient avoir des applications médicales. Ils seront utilisés dans le traitement des cancers et entreront dans la composition de certaines chimiothérapies dites cytotoxiques. Cette arme de guerre redoutable est donc reconvertie dans l'utilisation de traitements anti-cancers. Cependant, cette méthode s'avérera très toxique, détruisant les cellules cancérogènes, mais également de nombreuses cellules saines. C'est pourquoi Györgyi reste bien décidé à découvrir un autre moyen de soigner les cancers. Les décès de son épouse et de sa fille, causés par cette maladie, lui procurent alors une motivation supplémentaire pour poursuivre ses recherches.

Sa démarche scientifique est d'empêcher la division des cellules cancérogènes, sans causer d'incidences sur les cellules saines et donc, sur la santé humaine.

1.3 Györgyi isole les composants aux propriétés « anti-cancers » du germe de blé fermenté : les quinones

Lors de ses recherches (1960), Albert Szent-Györgyi émet l'hypothèse qu'un manque de vitamine C et en méthoxy-benzoquinones peut être la cause du développement de cancers. Son idée est que ces 2 composants ont comme fonction de maintenir l'immunité. Un autre élément interpelle Györgyi : les populations qui consomment de grandes quantités de pain complet, par rapport aux populations qui n'en consomment pas, présentent beaucoup moins de cancers[2] (Pelletier, 2008).

Szent-Györgyi entreprend ses recherches sur le germe de blé afin de comprendre les raisons du faible taux de cancers dans ces populations. Dans les années 60, il isole des composants naturels du germe de blé et émet l'hypothèse que certains d'entre eux, les quinones, pourraient avoir des propriétés anti-cancers.

L'une des caractéristiques des cellules tumorales est le métabolisme et la division non contrôlés des cellules. Györgyi émet l'hypothèse que ces quinones pourraient aider à contrôler de manière positive le métabolisme des cellules si elles sont consommées en quantité suffisante. Dès ce moment, il suggère de concentrer ces composants du germe de blé via une fermentation. Cette idée est le point de départ de recherches pour produire un extrait de germe de blé fermenté dans le but d'aider les cellules saines à poursuivre leur division cellulaire tout en empêchant les cellules cancérogènes de croître et de se répandre. Dans les années 60, ses premières expériences

2. De nos jours, plusieurs études confirment cette constatation. L'enquête du Swedish Cancer Registry (registre suédois du cancer) (N~61 433 femmes) a relevé une corrélation entre l'ingestion importante de grains entiers (4,5 portions/j ou plus) et la diminution du cancer du côlon. Cette habitude alimentaire pourrait contribuer à une diminution de 39 % des risques du cancer du côlon (Larsson, 2005).

publiées dans « The proceedings of the National Academy of Sciences USA » montraient les effets des quinones naturelles ou synthétiques contre les lignées de cellules tumorales, confirmant sa théorie sur les quinones retrouvées dans le germe de blé et leur action d'inhibition des cellules tumorales. La consommation supplémentaire de germe de blé fermenté pourrait avoir un effet anti-cancer.

Les hypothèses et études de Györgyi sont prometteuses, sa théorie sur les quinones retrouvées dans le germe de blé fermenté et leur habilité à inhiber le cancer semblent correctes, mais à l'époque, les idées de Györgyi sont négligées. En 1986, Györgyi décède et ne peut terminer ses recherches.

2. Máté Hidvégi décèle le potentiel des recherches de Györgyi : mise au point d'une technique pour concentrer les composants aux propriétés anti-cancers du germe de blé fermenté

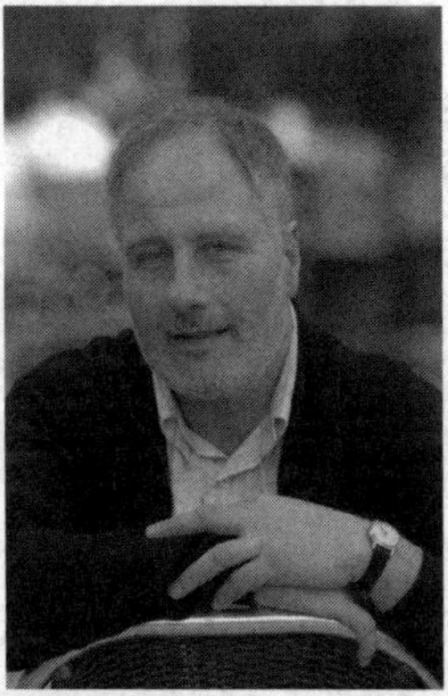

Figure 2 : le professeur Máté Hidvégi, inventeur du germe de blé fermenté.

2.1 Qui est Maté Hidvégi ?

Avant de découvrir son interview, sachez que Maté Hidvégi est né à Budapest, en Hongrie, le 9 novembre 1955 où il étudie, puis enseigne à l'Université de Technologie et Économie de Budapest. À la fin de ses études universitaires, il travaille dans l'industrie céréalière et est co-développeur d'un système de conseil en alimentation breveté, basé sur les données d'ingrédients soumis à une lumière proche de l'infrarouge.

En Hongrie, Hidvégi est l'un des pionniers dans le développement de technologies pour la production à large échelle d'extraits de plantes à usage thérapeutique. Entre 1988-1990, Hidvégi est chercheur post-doctorant au Laboratoire de recherches sur les grains (Commission canadienne des grains), en collaboration avec Winnipeg, MB.

De retour en Hongrie en 1990, Hidvégi commence à travailler pour des entreprises de médecine naturelle. Son premier grand succès est la mise au point d'un complément alimentaire anti-cholestérol, nommé Esterin, et commercialisé dans le monde entier. Pendant de nombreuses années, il consacre sa vie au développement de divers produits « santé ».

Hidvégi est aussi professeur à l'Université juive de Budapest. En 2000, il reçoit la médaille d'or décernée par le président de Hongrie pour ses travaux universitaires. En 2001, la ministre hongroise de la Culture et de l'Education lui décerne le Prix Scheiber. En 2006 et 2007, il remporte le prix NutrAward aux Etats-Unis et le Prix Jedlik respectivement. Il est membre de l'Ordre équestre du Saint-Sépulcre de Jérusalem (Vatican), qui est une association de fidèles catholiques qui œuvrent pour aider la communauté chrétienne.

Dans ce livre, nous nous intéresserons principalement à ses découvertes concernant les propriétés du germe de blé fermenté (nommé Avemar en Hongrie et Xaventin en France).

2.2 Interview avec le professeur Maté Hidvegi, l'inventeur du germe de blé fermenté

Q– Professeur Hidvégi, comment avez-vous eu l'idée de travailler sur le germe de blé et de mettre au point ce procédé original de fermentation ?

R– La recherche pharmaceutique a toujours été fondamentale dans ma famille. Mon grand-père d'origine arménienne (Transylvanie), le professeur Lajos David, occupait une place importante d'organisateur au sein du Département de pharmacie de l'Université de Szeged en 1920. Il a été doyen de la Faculté de Médecine, le premier et le seul pharmacien qui, à ce jour, a obtenu ce haut grade universitaire.

Mon grand-père était un fervent catholique, qui s'est publiquement opposé à la persécution nazie des juifs pendant l'Holocauste. L'un de ses collègues et, peut-être son meilleur ami, était Albert Szent-Györgyi, lauréat du prix Nobel pour sa découverte de la vitamine C. Après la Seconde Guerre mondiale, Szent-Györgyi a déménagé aux États-Unis où il a contribué à d'importantes découvertes sur la biochimie du muscle. Lors de ses dernières années, il s'est tourné vers la recherche dans le but de trouver un remède contre le cancer. Szent-Györgyi a émis l'hypothèse qu'un médicament anticancéreux révolutionnaire pourrait être basé sur la vitamine C associée à une méthoxy-benzoquinone, un précurseur qui peut être retrouvé dans le germe de blé.

J'ai reçu mon diplôme de bio-ingénieur en 1980. Avant cela, j'ai eu l'occasion de rencontrer Albert Szent-Györgyi en chaire et en os. Aujourd'hui, je garde encore, comme un trésor, l'un de ses livres qu'il m'a dédicacé. J'ai commencé à travailler dans l'assurance qualité à « the Hungarian Grain Trust ». Après avoir terminé mon doctorat, j'ai travaillé deux ans dans l'unité de recherche sur le blé au laboratoire de recherches sur les grains de la Commission canadienne des grains, à Winnipeg. En 1990, je suis retourné à Budapest, et suis devenu professeur de biochimie à l'Université Technique. À cette époque, juste après la révolution pacifique et démocratique qui a complètement changé le système politique en Hongrie et a donné beaucoup d'espoir pour le peuple, j'ai décidé de développer un médicament contre le cancer. J'avais l'intime conviction que si je continuais dans la même direction que celle initiée par Szent-Györgyi, je serais en mesure d'atteindre mes objectifs.

J'ai alors téléphoné à un de mes vieux amis pour m'aider à démarrer, Gabor Fodor, un brillant chimiste spécialisé en chimie organique aux Etats-Unis, qui avait également été un collaborateur de Szent-Györgyi lors de ses recherches sur le cancer. Gabor m'a dit que le hasard fait bien les choses, parce que peu de temps avant mon appel, il avait reçu un coup de téléphone du laboratoire de Szent-Györgyi à Woods Hole, Massachusetts, pour lui proposer l'envoi des réactifs utilisés par Albert lors de son travail de recherche sur le cancer. Autrement, ces réactifs allaient être mis à la poubelle. Ainsi, environ 6 ans après la mort de Szent-Györgyi, avec l'aide du Dr Fodor, j'ai obtenu ces formulations chimiques, ainsi que les publications de Szent-Gyorgyi, dans le but de poursuivre les objectifs du Maître : la découverte d'un remède contre le cancer. Je m'en souviens encore, comme si c'était hier, de mon enthousiasme et de mon envie de parler aux scientifiques qui avaient travaillé avec le Dr. Szent-Györgyi. J'ai voulu partager mes idées et mes plans pour faire de la substance mise au point par Szent-Györgyi un rêve qui devient réalité. J'ai eu les encouragements de la grande biochimiste quantique, Janos Ladik (Jane MacLaughlin), qui avait été l'assistante du Dr. Szent-Györgyi et, surtout, j'ai été invité par Hermann Esterbauer, le directeur de l'institut de biochimie de l'Université de Graz, pour travailler dans son laboratoire. Je remercie la générosité du professeur Esterbauer et le Docteur Rita Farkas, l'une de mes étudiantes. Nous avons tous ensemble réalisé un travail très précieux à Graz.

Je voudrais aussi dire ici combien je suis reconnaissant envers mes promoteurs, Gabor Fodor et Hermann Esterbauer sans qui mes rêves ne seraient jamais devenus réalité.

Mon objectif initial était de développer des extraits de germe de blé avec la plus grande quantité de benzoquinones libérées. Dans cette optique, j'ai développé un procédé de fermentation pour libérer les fragments de benzoquinones des liaisons chimiques qui les maintiennent piégées dans les formes naturelles: sous forme glycosides. Je me souviens encore de l'expérience durant laquelle nous avons vu pour la première fois la libération des molécules actives de couleur pourpre dans le liquide de fermentation.

La fermentation est une méthode douce qui permet d'effectuer des modifications chimiques. Ce processus ne requiert pas de produits chimiques, mais simplement l'utilisation de cellules vivantes avec leur exo et endoenzymes pour casser les liaisons chimiques et libérer de nouvelles molécules. Cela est également vrai pour le processus de fabrication d'Avemar (Xaventin): cet extrait contient de nouvelles molécules qui ne peuvent être trouvées ailleurs, cependant, leurs précurseurs sont des composés naturels, et leur synthèse est également effectuée par voie naturelle.

Q– Pour développer l'extrait de germe de blé fermenté, plus de 7 années de recherches ont été nécessaires, quelles étaient vos motivations durant tout ce temps ?

R– Les successions de découvertes positives ont encouragé mes recherches, et les résultats extraordinaires obtenus furent la motivation la plus importante qui m'a poussé sans cesse à continuer.

Après avoir terminé l'élaboration du processus de fabrication de l'extrait de germe de blé fermenté, j'ai parlé à un de mes amis qui a travaillé comme chercheur sur le cancer à l'université de Médecine Semmelweis à Budapest. Je lui ai dit : « je crois avoir mis au point une poudre non toxique qui est bénéfique dans le traitement du cancer. » Vu que j'étais également scientifique, il m'a cru et promis de faire un essai sur des animaux. L'institut de recherche expérimentale sur le cancer, où mon ami a travaillé, était un laboratoire de recherche sur le cancer de renommée internationale. Après quelques mois, j'ai reçu un appel de leur par m'informant que ma «poudre» semblait être plus efficace que la majorité des médicaments qui étaient testés à cette même époque. Les deux années suivantes, un grand nombre d'études *in vitro* et *in vivo* avec Avemar (Xaventin) ont été menées à Semmelweis. En décembre 1995, l'institut a émis un avis écrit affirmant que « l'extrait ... fourni par le Dr Hidvégi... est un remède potentiel pour inhiber la progression du cancer. »

Par après, les résultats ont été publiés et les articles ont convaincu plusieurs scientifiques en Hongrie et dans le monde, et le programme de recherche Avemar a commencé à croître de façon exponentielle. Je pense que cet intérêt croissant, ainsi que ma passion pour la recherche sur le cancer étaient tous deux les sources essentielles de ma motivation durant toutes ces années, et encore maintenant.

Q– Pourquoi avez-vous appelé l'ingrédient actif du germe de blé « Avemar pulvis » ?

R– Je voulais présenter mes résultats à la communauté scientifique internationale, mais plus important encore, j'étais désireux d'aider les personnes touchées par le cancer à l'aide de ma préparation. Les expériences étaient onéreuses et mes fonds de recherches limités, pour ainsi dire, très limités. Je dois admettre que, bien que j'aie hérité de ma famille d'une passion pour la recherche, et que pendant plusieurs années je ne pouvais même pas imaginer pouvoir les abandonner, malheureusement, je suis tombé à court de moyens financiers. J'ai vendu ma voiture, et j'ai également investi tout l'argent que ma mère, historienne de l'art, avait perçu lors de sa récompense au prix Scientifique le plus élevé de Hongrie.

Étant croyant, j'ai prié afin d'obtenir une aide divine, tout en promettant de nommer l'extrait au nom de la Vierge Marie. Le lendemain, mon souhait s'est réalisé, j'ai reçu l'aide financière dont j'avais besoin. Dès ce moment, j'ai pu continuer et compléter mes expériences et j'ai obtenu l'approbation pour l'enregistrement de mon brevet. Le moment approchait et je devais nommer le produit qui n'avait à cet instant qu'un numéro de code. Et un soir, tard, il me vient cette idée : « Avemar », de la prière latine: Ave Maria.

Q– A l'heure actuelle, beaucoup d'autres produits sont fabriqués à partir de germe de blé. Votre produit est-il différent ? En quoi est-il différent ?

R– Quand je parle de germe de blé, c'est une partie anatomique distincte du grain, et pendant le processus de broyage, aux côtés du son, il est séparé. Ce sous-produit du broyage est généralement mélangé à l'alimentation animale.

Lors de notre procédé de fabrication du germe de blé fermenté, une partie des molécules, extraites de germes de blé, sont transformées lors de la fermentation biotechnologique. Ces composés uniques sont donc ces molécules nouvellement formées. Vous ne pouvez pas trouver ces molécules dans le germe de blé. Vous pouvez consommer une tonne de germe de blé sans consommer un microgramme de ce que contient notre germe de blé fermenté.

Notre germe de blé fermenté n'est pas un simple « produit de germe de blé. » Il contient des molécules que vous ne pouvez pas retrouver dans la nature, mais leurs précurseurs sont présents dans le germe de blé, et donc, dans la nature.

Q– Au cours de vos recherches, quels sont les résultats qui vous ont le plus impressionné ?

R– C'était de perpétuelles nouvelles découvertes à chaque étape ; aussi bien les études menées sur les animaux que les études cliniques sur l'homme ont montré les complexes effets bénéfiques de notre germe de blé fermenté.

Ce fut un moment à couper le souffle quand nous avons réalisé que dans des expériences chez les animaux inoculés avec le cancer, la combinaison du germe de blé fermenté avec des médicaments chimiothérapeutiques couramment utilisés, a complètement inhibé le développement des métastases. Dès cet instant, j'ai su que nous avions entre nos mains un produit très prometteur, et explorer complètement son profil d'activité pourrait prendre toute une vie de recherches. Jusqu'à présent, j'ai supervisé les recherches menées sur le germe de blé fermenté en Hongrie, en Israël, aux Etats-Unis, en Autriche, Italie, Espagne, Slovaquie, République tchèque, Allemagne, Royaume-Uni, Russie, Australie, Corée et au Vietnam. Quelle belle expérience que de voir l'intérêt scientifique qu'il a généré dans le monde entier. Les chercheurs de tous les horizons le réclament et me demandent de leur donner notre germe de blé fermenté pour leurs recherches.

Q– Vous attendiez-vous à d'aussi beaux résultats ?

R– J'ai contacté le ministère de la Santé pour leur demander la permission de distribuer mon produit comme un supplément diététique. Le Conseil des sciences de la santé a trouvé ma recherche prometteuse et a permis de mener des études cliniques afin que notre germe de blé fermenté soit enregistré comme « aliments diététiques destinés à des fins médicales spéciales » pour les patients touchés par le cancer.

C'était une réelle surprise que ce produit, le germe de blé fermenté, gagne aussi soudainement un intérêt au niveau international. En 2006, mes collègues qui ont distribué le germe de blé fermenté aux États-Unis, ont assisté à l'exposition annuelle « Natural Products» à Anaheim, en Californie, qui est le plus grand rassemblement en l'honneur des produits biologiques et sains. À ma grande surprise, notre germe de blé fermenté a été selectionné pour le « Meilleur Nouveau Produit de l'Année » (« Best New Product of the Year »). Seuls les 400 meilleurs produits pouvaient participer au concours annuel NutrAward parmi les 15.000 produits exposés. Les principaux critères d'obtention du prix NutrAward étaient de fournir des preuves scientifiques solides sur le produit. Quand le germe de blé fermenté a été voté par la grande majorité parmi plus de 50.000 professionnels, il est devenu évident que ce produit était unique en terme d'efficacité biologique, mais aussi en terme de sécurité, et qu'il repose sur des données scientifiques extrêmement convaincantes et concluantes.

Q– Pourriez-vous nous informer de l'avancement du programme de recherche sur le germe de blé fermenté ?

R– J'ai consacré ma vie à la recherche sur le cancer, et évidemment Avemar (Xaventin en France) a été important pour moi. J'ai voyagé à travers le monde en suivant les découvertes et progrès à propos du programme de recherche sur le germe de blé fermenté.

Je me considère comme un hybride entre un ingénieur et un scientifique, et mon but est de faire bouger les choses. J'ai toujours admiré les sciences fondamentales, les femmes et les hommes dévoués à la recherche pure. Ils ont construit les fondations de la science et leur remarquable travail est essentiel pour son évolution. Par conséquent, j'ai toujours travaillé en étroite collaboration avec des scientifiques en recherche fondamentale afin d'avoir une meilleure compréhension des mécanismes d'action du germe de blé fermenté.

En 2009, j'ai reçu une invitation de la lauréate du prix Nobel James Watson, co-découvreur de la double hélice de l'ADN, pour prononcer un discours sur le germe de blé fermenté. C'était un grand honneur de me retrouver devant d'éminents scientifiques, pour la plupart des chercheurs sur le cancer, tous venus pour m'écouter. Depuis ma conférence, animée par le Dr Watson, une collaboration a débuté pour découvrir les molécules actives du germe de blé fermenté. Le résultat, je l'espère, serait la mise en évidence d'un important traitement contre le cancer.

Q– Quel est votre conseil pour les médecins qui souhaitent conseiller le germe de blé fermenté à leurs patients ? Et, quel est votre conseil pour les patients ?

R– Pour la communauté médicale et pour tout le personnel des soins de santé, oncologues, infirmières, diététiciens, naturopathes, soucieux de la santé des patients atteints de cancer, je recommande qu'ils s'informent sur le germe de blé fermenté afin d'avoir une meilleure compréhension de son rôle important dans la thérapie de soutien. Le germe de blé fermenté a été testé dans la plupart des types de cancers. Les résultats ont confirmé la valeur de cet extrait comme produit naturel essentiel pour les patients touchés par le cancer.

Une récente publication sur le germe de blé fermenté, parue dans une revue médicale, avait pour titre : « est-il un complément alimentaire ou un médicament anti-cancers ? » Les auteurs, affiliés à un centre oncologique leader en Allemagne, ont tiré la conclusion suivante : «L'utilisation de l'extrait de germe de blé fermenté, comme nutriment médical ne nécessitant pas de prescription pour les patients cancéreux, semble évidente, de même que l'utilisation combinée avec la chimiothérapie semble faire ses preuves. » C'est le message que je souhaite transmettre à tous les professionnels de la santé dont la mission est de soutenir les patients cancéreux.

L'un des meilleurs nutritionnistes des États-Unis s'est interrogé de la même manière que les précédents auteurs sur le germe de blé fermenté. Le titre de son article s'intitule : «L'extrait de germe de blé fermenté – Un traitement d'appoint du cancer ? ». Il a clairement conclu avec un OUI ! Et il y fait référence aux conseils du regretté Robert C. Atkins : « il est essentiel pour le médecin et le patient d'être vigilants et offensifs pour le traitement du cancer et ce, de façon holistique. »

J'emprunte cette belle formule pour en faire mon message aux patients atteints de cancer et qui souhaitent utiliser le germe de blé fermenté comme l'une des armes dans leur lutte contre la maladie.

2.3 Le professeur Maté Hidvégi et le germe de blé fermenté

Le professeur Maté Hidvégi publie sa première étude en 1998, « Effect of Avemar and Avemar + vitamine C on tumor growth and metastasis in experimental animals » (L'effet du germe de blé fermenté (Xaventin), combiné ou non avec la vitamine C, sur la croissance des tumeurs et des métastases lors d'expériences sur des animaux). S'ensuivent de nombreuses études démontrant les bénéfices du germe de blé fermenté. Aujourd'hui, le produit est connu sous le nom de Xaventin en France, Avemar en Hongrie ou Avé aux USA, et la substance active est « Avemar pulvis ». Dans de nombreux pays (Italie, Russie, Hongrie, USA, Australie...) et depuis plus de 10 ans il est utilisé comme complément alimentaire, et en Hongrie, comme traitement complémentaire pour améliorer les traitements standards contre le cancer.

La méthode mise au point par Hidvégi pour obtenir le germe de blé fermenté à l'aide de la levure spécifique *Saccharomyce cerevisiae* est le sujet de nombreuses études et publications scientifiques. Plusieurs études *in vitro*, sur différentes lignées cellulaires, *in vivo*, sur des animaux, et surtout, des essais cliniques chez l'homme démontrent ses propriétés anti-cancers. Il est rare que des compléments alimentaires bénéficient d'une aussi grande documentation scientifique à propos de ses propriétés sur la santé. Elles fournissent une aide précieuse pour tous les professionnels de la santé, mais aussi, pour toute personne qui s'intéresse à la santé de ses proches comme à la sienne.

À l'heure actuelle, nous savons que les propriétés bénéfiques du germe de blé fermenté sont bel et bien réelles. La quarantaine d'études à son sujet ont montré qu'il permet :

- de diminuer les récidives de cancer (Jakab, 2000 et 2003 ; Demidov, 2008 ; Barabás, 2006),
- de ralentir la progression de la maladie, de diminuer le nombre de métastases (Hidvégi, 1998 ; Hidvégi, 1999 ; Zalatnai, 2001 ; Jakab, 2003 ; Demidov, 2008),
- d'améliorer le taux de survie des patients (Jakab, 2003 ; Demidov, 2008),
- d'améliorer la qualité de vie des patients (Jakab, 2000 ; Ajkay, 2003 ; Garami, 2004 ; Barabás, 2006 ; Ferrarri, 2008 ; Demidov, 2008),
- d'améliorer les effets des traitements conventionnels et de diminuer leurs effets secondaires (Jakab, 2000 et 2003 ; Garami, 2004 ; Demidov, 2008),
- de diminuer les sources d'énergie nécessaires pour la prolifération des cellules cancéreuses (Boros, 2001),
- d'augmenter la mort cellulaire des cellules cancérogènes (apoptose) (Hidvégi 1998 et 1999),
- d'aider le système immunitaire à reconnaitre les cellules tumorales pour jouer leurs rôles de défense (Kenner, 2006 et Johanning, 2007).

Les quelques conclusions retirées de Hidvégi sur les études qu'il a longtemps menées depuis 1996 (Hidvégi, 1998 ; Hidvégi, 1999 ; Hidvégi 2000a ; Hidvégi 2000b ; Boros L. G, Hidvégi M, 2001 ; Fajka-Boja, Hidvégi, 2002 ; Hidvégi M, 2003 ; Garami, Hidvégi, 2004 ; Jakab et Hidvégi 2000 et 2003) et qu'il continue encore aujourd'hui sur le germe de blé fermenté, sont les suivantes :

« En Hongrie, le germe de blé fermenté est largement accepté dans les traitements contre le cancer ».

« Il est utile pour diminuer les effets secondaires liés aux traitements conventionnels ».

« Des études chimiques de longues durées montrent les bénéfices significatifs du germe de blé fermenté contre la progression des cancers, pour améliorer la survie et la qualité de vie des patients atteints de cancer ».

Chapitre 3
Les mécanismes d'action du germe de blé fermenté

De nombreuses études se sont intéressées au pouvoir du germe de blé fermenté contre les cancers. Ces études expérimentales et les études cliniques ont mis en évidence plusieurs de ses actions bénéfiques pour la santé humaine, particulièrement contre le cancer. D'une part, le germe de blé fermenté possède des propriétés apoptotiques, c'est-à-dire qu'il permet d'induire le rétablissement des processus d'auto-destruction des cellules tumorales et ainsi d'éviter la dissémination des cellules cancérogènes. Il en résulte une diminution du nombre de métastases, des risques de récidives ou une diminution de la progression de la maladie. En conséquence, nous pouvons observer dans les études cliniques une augmentation du taux de survie des patients ainsi qu'une augmentation de l'efficacité des traitements conventionnels (chimiothérapie, radiothérapie, chirurgie, immunothérapie). D'autre part, la qualité de vie des patients atteints de cancer est améliorée. Ils conservent un bon appétit, gagnent du poids, et les effets secondaires liés aux traitements diminuent. Il en résulte une influence positive sur la survie des patients également.

Pour jouer tous ces rôles bénéfiques, le germe de blé fermenté utilise 4 grands mécanismes d'action qui optimisent la biochimie et le fonctionnement interne des cellules tumorales. Les études ont montré que le germe de blé fermenté déjoue de nombreux mécanismes utilisés par les cellules cancérogènes pour prospérer et se multiplier. Ainsi, il réduit la progression de la maladie (cancer du côlon [Jakab, 2000 et 2003 ; Zalatnai, 2001]), mélanome

[Demidov, 2008], cancer des cavités buccales [Barabás, 2006]).

1. Le germe de blé fermenté module le système immunitaire

Le système immunitaire correspond à l'armée de notre organisme qui nous défend et détruit tous les corps qui lui sont étrangers (bactérie, virus), mais aussi les cellules tumorales. Sans aucun doute, le système immunitaire joue un rôle important pour prévenir et empêcher la prolifération tumorale. C'est justement quand le système immunitaire est déficient que le cancer prend le dessus et que les cellules cancérogènes se développent.

Les études *in vitro*, *in vivo* et les essais cliniques montrent que le germe de blé fermenté possède des activités de modulation de la réponse immunitaire dans le but de déjouer les mécanismes de défense mis en place par les cellules tumorales et de stimuler les défenses immunitaires.

1.1 Des souris thymectomisées (ablation du thymus) rejettent une greffe aussi rapidement que des souris non thymectomisées

Le germe de blé fermenté permet de stimuler le système immunitaire et est ainsi une aide puissante pour restaurer les systèmes immunitaires les plus compromis, notamment en cas de chimio- ou radiothérapie. Dans une étude réalisée sur des souris (Hidvégi, 1999a et b), chacune d'entre elles a reçu une greffe de peau. Il est bien connu que des animaux avec un système immunitaire fonctionnel rejettent rapidement une greffe de peau (notre système immunitaire détruit immédiatement le « non-soi »). Dans cette étude, le thymus de la moitié des animaux a été enlevé afin d'affaiblir leur système immunitaire car le thymus est un organe où a lieu la fabrication des cellules du système immunitaire. Normalement, sans thymus et donc avec un système immunitaire défectueux, les animaux qui ont reçu une greffe de peau devraient tolérer beaucoup mieux la greffe que ceux avec thymus. Cependant, dans cette étude, les animaux sans thymus et qui prenaient quotidiennement du germe de blé fermenté rejetaient aussi rapidement la greffe que les animaux dont le thymus n'avait pas été enlevé, et ils la rejetaient beaucoup plus rapidement que les souris thymectomisées qui ne prenaient pas de germe de blé fermenté (figure 3 et 4). Cette expérience a permis de démontrer la puissante activité restauratrice du système immunitaire accomplie par le germe de blé fermenté[3].

Traitements des souris	Mâle Jours pour rejeter la greffe	Femelle Jours pour rejeter la greffe
Contrôle (avec thymus et sans germe de blé fermenté)	21	28,7
Sans thymus et sans germe de blé fermenté	52,4	41,6
Sans thymus et avec germe de blé fermenté	28,8	32,6

3. Etant donné cette activité stimulant les défenses immunitaires, les chercheurs déconseillent toute consommation de germe de blé fermenté chez les personnes devant subir une greffe.

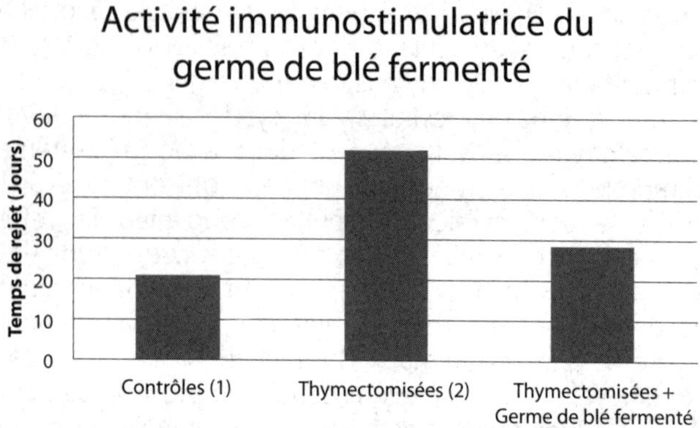

Figures 3 et 4 : l'effet du germe de blé fermenté sur la durée du rejet de la greffe de peau. Les souris thymectomisées bénéficiant du germe de blé fermenté rejettent la greffe aussi rapidement que les souris contrôles (1) et plus rapidement que les souris thymectomisées ne bénéficiant pas de germe de blé fermenté (2). Cela témoigne de la puissante activité immunostimulante du germe de blé fermenté.

Des expériences similaires ont été réalisées avec 2 doses différentes de quinone (di-méthoxy-benzoquinone [DMBQ]) provenant du germe de blé fermenté (1,2 mg/kg ou 0,012 mg/kg). Ces faibles concentrations de quinone n'ont pas raccourci la durée de rejet de la greffe de peau. Ces résultats montrent que les quinones seules ne sont pas responsables de l'activité immunostimulante du germe de blé fermenté. D'autres substances présentes dans le germe de blé fermenté exercent parallèlement en synergie les actions positives sur le système immunitaire.

Cette capacité du germe de blé fermenté à stimuler le système immunitaire a également été relevée dans d'autres études, dont une chez les enfants. Des enfants atteints de cancers qui suivent un traitement de chimiothérapie accompagné d'une prise de germe de blé fermenté sont moins sujet à des infections et à des épisodes de neutropénie[4], ils peuvent ainsi suivre un plus grand nombre de séances de chimiothérapies que des enfants qui ne prennent pas de germe de blé fermenté (Garami, 2004).

La capacité du système immunitaire influence grandement la progression du cancer et la formation de métastases. Le germe de blé fermenté peut booster le système immunitaire, même dans le cas où celui-ci est fortement affaibli (Hidvegi, 1999a ; Garami, 2004). C'est la raison pour laquelle le germe de blé fermenté semble être efficace à tous les stades des cancers, même les stades les plus avancés, quand la qualité de la réaction du système immunitaire est fortement diminuée.

1.2 L'informateur de la présence de cellules tumorales

Les cellules tumorales mettent en place des mécanismes de défense différents des cellules normales pour échapper à leur destruction par les cellules du système immunitaire :

- elles surexpriment et augmentent le nombre de récepteurs CMH-1 (Complexe Majeur d'Histocompatibilité de classe 1) à leur surface pour se faire passer pour des cellules normales afin que le système immunitaire ne les reconnaissent pas et ne les détruisent pas.
- elles diminuent le nombre et l'expression d'une molécule d'adhérence nommée ICAM-1 (Molécule d'Adhésion InterCellulaire-1) de sorte que les cellules

4. La neutropénie est une complication liée aux traitements par chimio ou radiothérapie qui diminue fortement le nombre de globules blancs et rend les patients extrêmement vulnérables aux infections (Weycker D. *et al.*, 2013)

du système immunitaire ne peuvent se déplacer jusqu'au site tumoral.

Pour faciliter l'action du système immunitaire, le germe de blé fermenté déjoue ces mécanismes de défenses des cellules tumorales.

- **Inhibition du CMH-1 (Complexe Majeur d'Histocompatibilité de classe 1)**

Une tumeur peut tromper le système immunitaire en se déguisant en cellule normale, ainsi, elle acquiert l'habilité de croître sans fin en échappant au contrôle de nos systèmes de défense, elle devient éternelle. En effet, certaines tumeurs sont capables de sécréter à la surface de leur membrane cellulaire le CMH-1 à un taux plus élevé. Celui-ci est une protéine naturellement présente à la surface des cellules saines.

En tant normal, les cellules anormales expriment très peu de CMH-1 à leur surface. Ainsi, les cellules NK (acronyme de l'anglais « Natural Killer » qui signifie : « tueur naturel ») les « tuent » pour assurer les fonctions immunitaires vitales. De ce fait, les NK remplissent un rôle important dans l'immunité et dans la défense contre les cellules tumorales.

En augmentant le taux de CMH-1, la tumeur se fait reconnaître comme inoffensive par le système immunitaire et se développe sans se faire détecter. Des études ont montré que le germe de blé fermenté diminue l'expression de CMH-1 à la surface des cellules tumorales pour les rendre détectables par les cellules NK qui vont de nouveau pouvoir jouer leur rôle d'éboueur des cellules tumorales. Ainsi, le germe de blé fermenté aide le système immunitaire à identifier et détruire les cellules tumorales.

Les études (Fajka-Boja, 2002) ont montré que le germe de blé fermenté et la DMBQ (quinone) induisent l'apoptose (figure 5) et la diminution de l'expression du récepteur CMH-1 chez les cellules T et B de lignées tumorales selon deux voies : la phosphorylation des tyrosines et l'influx intracellulaire de calcium. Il est important de noter qu'ils ont une action sélective, c'est-à-dire qu'ils induisent l'apoptose des lignées cellulaires tumorales sans cibler les cellules saines.

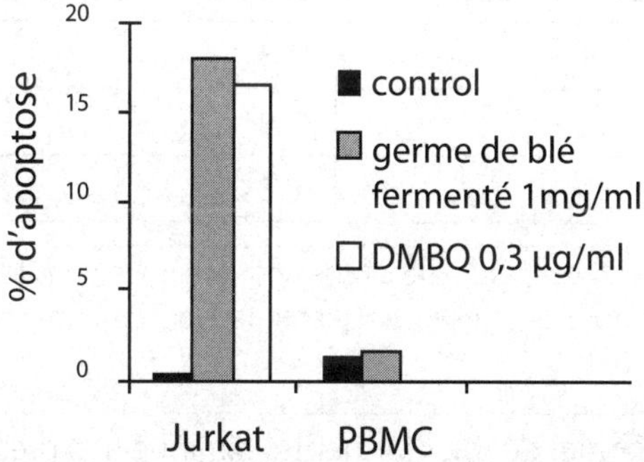

Figure 5 : le germe de blé fermenté et la DMBQ induisent l'apoptose des cellules de lignées tumorales T (Jurkat). Traitements avec 1 mg/mL de germe de blé fermenté ou 0,3 µg/mL de DMBQ. Cellules contrôles: cellules tumorales non traitées. Le germe de blé fermenté présente une action sélective ; il n'induit pas l'apoptose des cellules sanguines normales humaines (PBMC) (Fajka-Boja, 2002). Les différences de pourcentages entre les cellules tumorales contrôles et les cellules tumorales traitées sont significatives (17 %).

Le germe de blé fermenté diminue le taux de CMH-1 présentés à la surface des cellules tumorales B (Jurkat) de 90 %. La DMBQ diminue de 70 % le taux de CMH-1 à la surface des cellules tumorales B (Jurkat). En effet, les cellules tumorales B traitées avec uniquement du germe de blé fermenté expriment moins de CMH-1 que les cellules tumorales B traitées avec du germe de blé fermenté + EGTA (un inhibiteur de l'influx de calcium, l'un des mécanismes utilisés par le germe de blé fermenté pour jouer ses rôles dans l'apoptose et la diminution du taux de CMH-1 dans les cellules tumorales) (figure 6).

Niveau de CMH-1 (%)	
Germe de blé fermenté	Germe de blé fermenté + EGTA
14,3	21,3
28,4	37,9
12	16,5

Figure 6 : l'expression de CMH-1 est diminuée dans les cellules tumorales traitées uniquement avec le germe de blé fermenté

Le germe de blé fermenté diminue l'expression de CMH-1 et augmente l'apoptose des cellules tumorales. Tous les composants qui restaurent l'activité apoptotique des cellules tumorales sont bénéfiques dans les thérapies anti-cancers. Le germe de blé fermenté en fait partie.

- **Le restaurateur de la « lampe torche » (ICAM-1 : molécule d'adhésion intercellulaire – 1) du système immunitaire**

Les molécules d'adhésion intercellulaire, ICAM-1, sont comme des lampes torches qui guident les cellules immunitaires vers les sites tumoraux. En effet, en présence d'ICAM, les cellules immunitaires peuvent traverser facilement la paroi capillaire, ce qui leur permet d'identifier et détruire les cellules malignes infiltrées dans les tissus voisins (figure 7).

Par contre, les cellules endothéliales du système vasculaire des cellules tumorales humaines se défendent en diminuant l'expression des ICAM-1, comparées aux cellules endothéliales saines humaines, empêchant l'infiltration des cellules immunitaires vers le site tumorale (figure 8).

Les études ont montré que le germe de blé fermenté aide à la production du médiateur ICAM-1 pour permettre aux cellules du système immunitaire de s'infiltrer dans le tissu tumoral (figure 7) (Kenner, 2006 et Johanning, 2007).

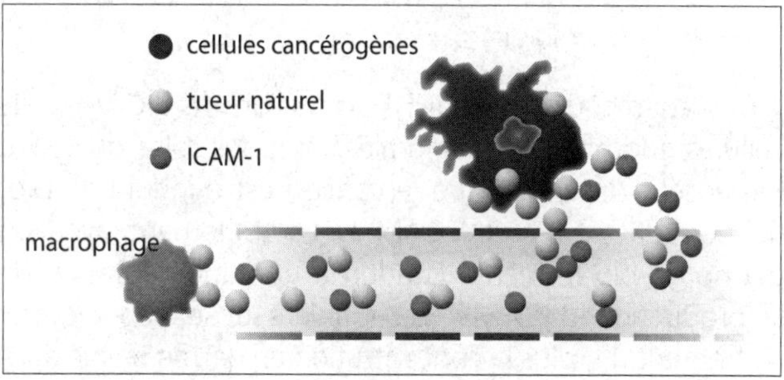

Figure 7 : en présence de germe de blé fermenté, les cellules endothéliales tumorales produisent de l'ICAM-1 et améliorent l'habilité des cellules du système immunitaire à s'immiscer à travers les membranes vasculaires et à pénétrer les tumeurs pour les attaquer.

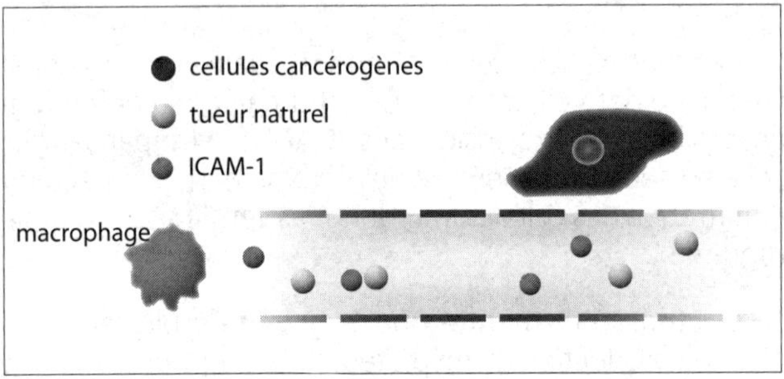

Figure 8 : mécanisme de protection mis en place par les tumeurs pour se protéger du système immunitaire et éviter que les cellules Natural Killer puissent interagir avec l'ICAM-1 pour quitter le système vasculaire et s'infiltrer dans le tissu tumoral.

Des chercheurs ont suivi l'expression de l'ICAM-1 de cellules endothéliales tumorales. L'un des rôles du TNF-α (défenseur naturel contre le cancer) est d'induire la production d'ICAM-1 et VCAM-1. Le traitement avec du germe de blé fermenté conduit à une augmentation de la production d'ICAM-1 de manière dose dépendante. Autrement dit, plus la concentration en germe de blé augmente, plus l'expression d'ICAM-1 augmente. Lorsque le TNF-α est ajouté avec le germe de blé fermenté, la production d'ICAM-1 augmente encore plus qu'avec le germe de blé fermenté seul (figure 9A).

> Le TNF-α et le germe de blé fermenté agissent en synergie pour augmenter leurs effets positifs (Kenner, 2006 et Johanning, 2007).

Par contre, le germe de blé fermenté ne présente aucune action sur le médiateur VCAM-1 (figures 9B).

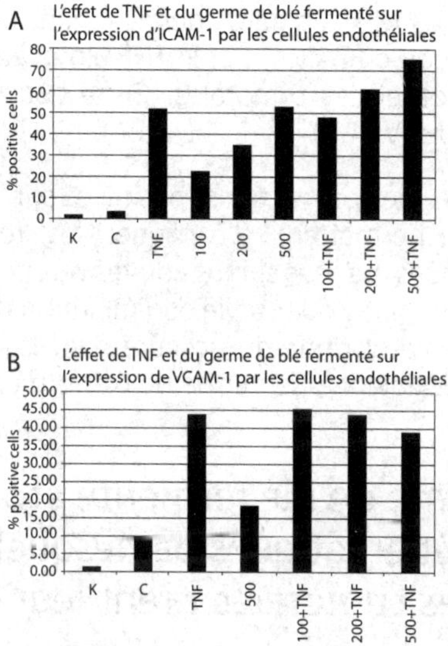

Figures 9A – 9B : l'effet du germe de blé fermenté sur l'expression de molécules d'adhésion cellulaires de cellules endothéliales tumorales. K=cellules tumorales non traitées par TNF-α ni par le germe de blé fermenté. C=cellules contrôles (cellules saines). Les cellules non traitées (K) et les cellules saines (c) n'expriment pas de récepteurs d'adhérences (ICAM ou VCAM). Les cellules traitées par TNF-α induisent l'expression de cellules d'adhérences ICAM et VCAM, puisque le rôle de TNF-α est d'induire ces molécules. 9A) Les cellules traitées avec du germe de blé uniquement expriment ICAM et d'autant plus que la concentration en germe de blé fermenté augmente. 9B) Par contre, les cellules traitées avec les mêmes concentrations de germe de blé fermenté expriment très peu de VCAM. Les cellules endothéliales traitées avec du germe de blé fermenté et TNF-α expriment ICAM et plus efficacement que le TNF-α seul. Le germe de blé fermenté et le TNF-α agissent en synergie pour induire ICAM à la surface des cellules endothéliales tumorales et permettre la migration des cellules immunitaires vers les cellules tumorales.

Le germe de blé fermenté induit, directement, la synthèse d'ICAM-1 et agit, indirectement, en synergie avec l'induction d'ICAM-1 par le TNF-alpha au niveau des cellules endothéliales tumorales. Cette action n'est pas retrouvée pour VCAM-1.

L'ensemble de ces actions positives sur le système immunitaire permettent d'expliquer les résultats des études cliniques menées sur les adultes ou sur des enfants (amélioration du taux de survie et diminution des épisodes de neutropénie et donc du nombre d'infections) suite à une prise quotidienne de germe de blé fermenté.

2. Le germe de blé fermenté stoppe les voies énergétiques par lesquelles les cellules tumorales tirent leur énergie

2.1 L'effet Warburg : le cancer se nourrit de 50x plus de sucre que les cellules saines

Il est bien connu que les cellules tumorales se multiplient sans cesse, elles n'ont qu'une seule et unique fonction : la prolifération. Par conséquent, elles ont besoin d'une grande quantité de sucres pour construire l'ADN, lui-même composé de sucres nommés riboses et nécessaires à la division des cellules (figure 10).

Dès 1923, Otto Warburg, l'un des pères de la biochimie moderne, prix Nobel de médecine, observait que les cellules tumorales avaient une façon particulière de se fournir en énergie : au lieu de tirer cette dernière d'une voie lente dépendante de l'oxygène, la respiration cellulaire, elles l'obtiennent en dégradant du glucose de façon anaérobie, c'est-à-dire sans utiliser d'oxygène. Cet « effet Warburg » a pour conséquence une consommation accrue de glucose par les tumeurs dans le but de fabriquer rapidement des riboses, le matériel nécessaire pour pouvoir proliférer.

Dès lors, les cellules tumorales consomment dix à cinquante fois plus de glucose qu'une cellule normale. Plus la tumeur croît, plus le glucose est consommé. Pour les patients, cette réorientation de l'utilisation du glucose pour la croissance des cellules tumorales se traduit par :

- une fatigue physique intense
- une perte de poids et cachexie[5], car de moins en moins de glucose est utilisé pour la fabrication de graisses et d'énergie.

2.2 Le germe de blé fermenté coupe les sources de nourriture aux cellules tumorales

Il a été montré que le germe de blé fermenté inhibe le métabolisme du glucose. Il affame les cellules cancéreuses et les empêche de se reproduire. Ainsi, le « fuel » pour leur croissance est bloqué et la croissance du cancer est ralentie.

Le germe de blé fermenté empêche les cellules cancéreuses de produire de l'ADN – l'élément clé de la croissance cellulaire à partir du glucose — et dévie le processus biochimique pour produire davantage de graisses et aide ainsi à atténuer la cachexie (perte de masses musculaire et graisseuse) (figure 11). Les études ont prouvé que l'arrêt de la perte de poids ou, au moins, la diminution de sa

5. La cachexie constitue la perte de poids typique des patients atteints de cancer suite à la diminution de leurs masses musculaire et graisseuse. Elle est responsable d'environ 20% des décès de la maladie (Bruera, 1997).

vitesse, est bénéfique et peut prolonger la vie des patients souffrant d'un cancer.

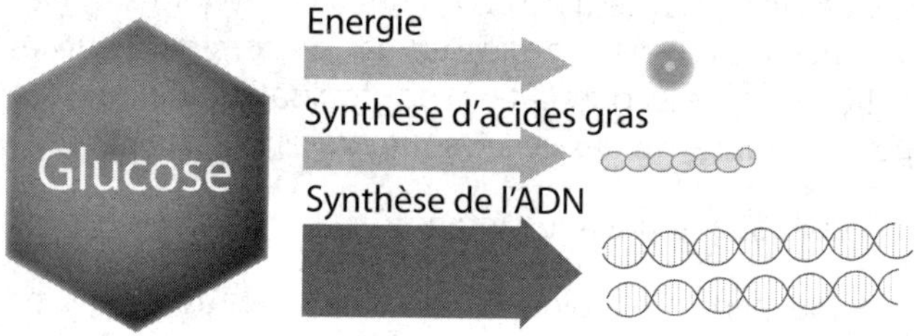

Figure 10: les cellules tumorales favorisent la synthèse d'ADN au détriment de la synthèse d'énergie et d'acides gras

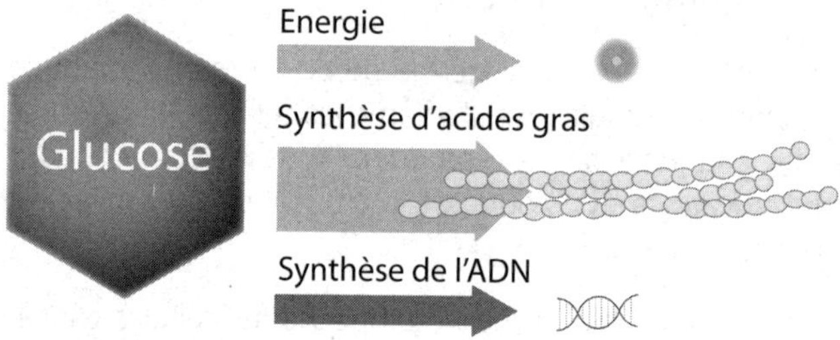

Figure 11 : en présence de germe de blé fermenté, les cellules tumorales favorisent la synthèse d'acides gras et diminuent l'activité de synthèse de l'ADN

Une étude (Boros, 2001) montre que le germe de blé fermenté ralentit la consommation de sucre des cellules pancréatiques tumorales de 50 % (figure 12). Cela se répercute sur la synthèse d'ARN ribosomale qui est inhibée de 30 % (dose de 10 mg/mL de germe de blé fermenté pendant 72 heures) (figure 13) et la synthèse d'ARN messager qui est inhibée de 16 %.

Par ailleurs, le germe de blé fermenté augmente la synthèse de palmitate, l'acide gras le plus abondant qui compose les membranes cellulaires, à partir de glucose.

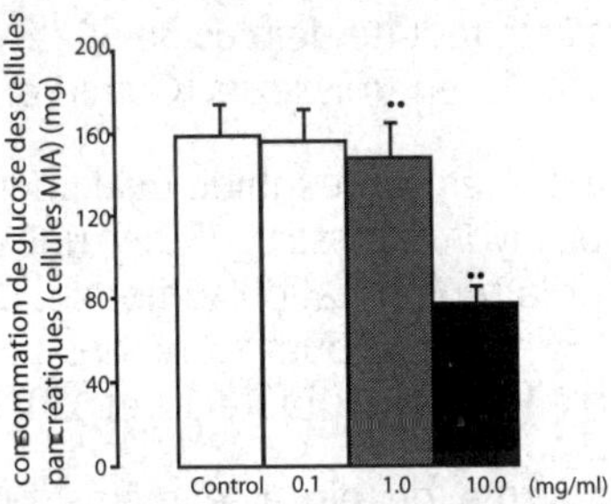

Figure 12 : la consommation de glucose des cellules pancréatiques de lignées tumorales est inhibée en présence de doses croissantes de germe de blé fermenté (50% d'inhibition pour 10 mg/mL de germe de blé fermenté) (Boros, 2001).

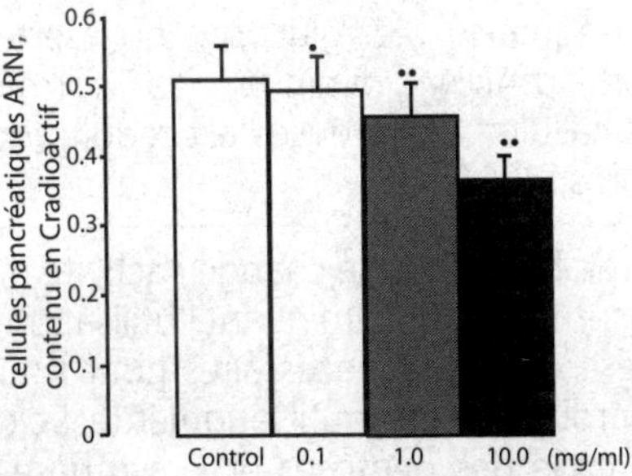

Figure 13 : la synthèse d'ARN ribosomiale des cellules pancréatiques de lignées tumorales est fortement diminuée en présence de concentration croissante de germe de blé fermenté (diminution de 30% en présence de 10 mg/mL de germe de blé fermenté) (Boros, 2001).

D'autres études, *in vitro*, ont montré que des concentrations croissantes de germe de blé fermenté inhibent la transcélotase des cellules T de lignées tumorales traitées pendant deux ou trois jours. La transcélotase est l'enzyme de la voie non oxydative qui incorpore les carbones à partir du glucose pour fabriquer le ribose nécessaire à la synthèse de l'ADN et de l'ARN. L'activité de la transcélotase est réduite de plus de 50 % en deux jours et par plus de 90 % en trois jours (Comin *et al.*, 2002).

Le germe de blé fermenté inhibe également la glucose-6-phosphate-déshydrogénase (G6PDH), une autre enzyme nécessaire pour la multiplication tumorale. Une inhibition de plus de 90 % en trois jours à une dose de 0,5 mg/mL de germe de blé fermenté (figure 14 et 15).

De plus, le germe de blé a le même effet sur deux autres enzymes du métabolisme du glucose, l'hexokinase (HK) et le lactate déshydrogénase (LDH), ce qui explique son inhibition du métabolisme du glucose des cellules tumorales (figure 16 et 17).

En conséquence, le glucose, qui sert pour la fabrication d'ADN, diminue. La formation de nouvelles cellules cancéreuses est réduite de plus de 40 % (Boros, 2001).

Le germe de blé fermenté change l'activité métabolique des cellules tumorales en diminuant l'utilisation du glucose et la synthèse de ribose nécessaires pour l'ADN lors des étapes anaérobies, alors qu'il augmente l'oxydation du glucose du cycle des pentoses et la synthèse des acides gras. Autrement dit, le germe de blé fermenté redirige l'utilisation du glucose vers une oxydation directe du glucose et la synthèse des lipides. Ces actions permettent de ralentir la croissance des cellules tumorales et de ralentir la perte de poids des patients. Ces mécanismes ne nécessitent pas la contribution du système immunitaire.

Ces résultats expliquent pourquoi des patients atteints de cancer colorectal et traités avec du germe de blé fermenté prennent du poids et voient leur maladie progresser plus lentement que des patients qui ne sont pas traités avec le germe de blé fermenté. La diminution de la synthèse des acides nucléiques à partir du glucose conduit à une diminution de la prolifération des cellules tumorales et explique le ralentissement de la progression des cancers et le taux de survie favorable (Jakab, 2000 et 2003).

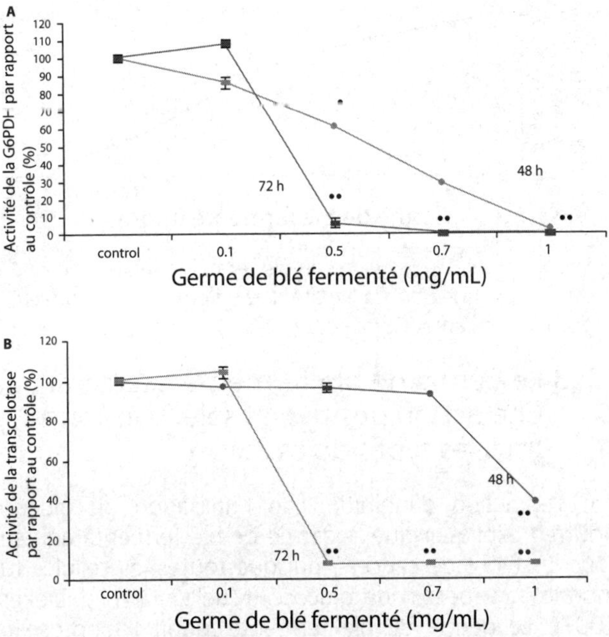

Figures 14 et 15 : le germe de blé fermenté inhibe l'activité de la G6PDH et de la transcélotase de manière dose dépendante, (Comin *et al.*, 2002).

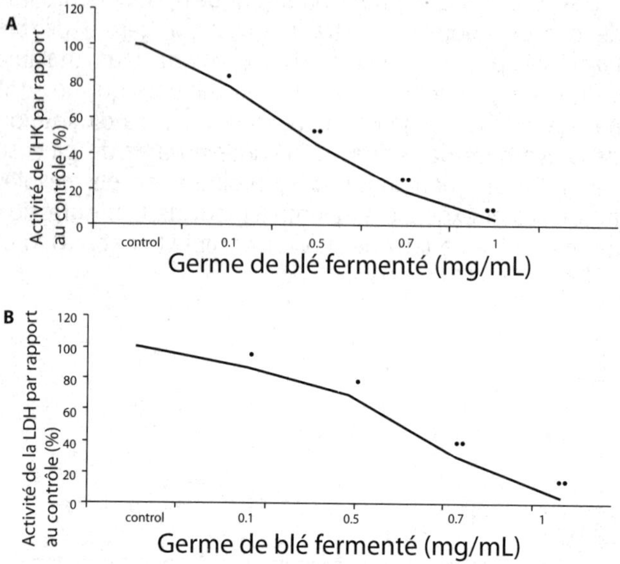

Figures 16 et 17 : le germe de blé fermenté inhibe l'activité de l'hexokinase et de la lactate déshydrogénase de manière dose dépendante (Comin *et al.*, 2002).

2.3 Le germe de blé fermenté exercerait une action positive et sélective contre tous les types de cancers

Cette action d'inhibition de l'utilisation du glucose pourrait expliquer que le germe de blé fermenté agit sur tous les types de cancers, puisque toutes les cellules tumorales ont besoin de glucose (Mueller, 2011 ; Telekes, 2007). Le germe de blé fermenté induit l'apoptose et exerce une activité anti-tumorale sur plus de 30 lignées cellulaires tumorales humaines (poumon, côlon, testicule, thyroïde, ovaire, sein, prostate, cavités buccales, mélanome, neurblastome, lymphocytes, estomac,...) (Kenner, 2006 ; Mueller, 2011 ; Park, 2005). Dans une étude réalisée sur des souris greffées avec des cellules tumorales du sein, le germe de blé fermenté inhibe aussi bien la croissance des tumeurs hormono-dépendantes (50%) que les tumeurs non hormono-dépendantes (52%). L'activité anti-tumorale du germe de blé fermenté ne dépend pas des récepteurs oestrogéniques. Dès lors, il se pourrait que l'action du germe de blé fermenté dans l'inhibition de ces deux types de cancer du sein soit due à l'inhibition de l'utilisation du glucose (Telekes, 2007).

Par ailleurs, les études ont montré qu'il faut cinquante fois plus de germe de blé fermenté pour inhiber l'utilisation de glucose dans les cellules normales par rapport aux cellules tumorales. L'action du germe de blé fermenté est sélective (spécifique aux cellules tumorales) et n'induit aucun changement négatif sur les cellules saines.

3. Le germe de blé fermenté inhibe la Ribonucléotide Réductase (RR)

La ribonucléotide réductase (RR) est une enzyme nécessaire pour la synthèse de l'ADN. Elle est responsable de la conversion des riboses en désoxyriboses nécessaires pour la fabrication de l'ADN.

La ribonucléotide réductase est surexprimée dans les cellules tumorales afin de permettre la synthèse des désoxyribonucléotides (DNTsPs) qui sont fortement sollicités dans les cellules tumorales pour fabriquer suffisamment d'ADN nécessaires à leur prolifération (Takeda, 1981). Par conséquent, cette enzyme est une excellente cible dans les chimiothérapies et différents inhibiteurs de cette enzyme sont en cours de développement.

Plusieurs études (Saiko, 2006; Illmer, 2005) ont montré que le germe de blé fermenté inhibe la ribonucléotide réductase (RR) d'une manière dose dépendante (50 % de réduction pour 300 µm/mL de germe de blé fermenté), il affaiblit ainsi la réplication de l'ADN dans les cellules tumorales.

Cette action du germe de blé fermenté est confirmée par la diminution des DNTsPs dans les cellules tumorales par rapport aux cellules normales.

4. Le germe de blé fermenté empêche la réparation des cellules tumorales en inhibant l'enzyme PARP (Poly-ADP–Ribose-Polymerase)

Une autre manière du germe de blé fermenté de combattre le cancer est de l'empêcher de se « réparer ». Les cellules cancéreuses se répliquent et se reproduisent rapidement et chaotiquement, ce qui engendre des mutations et des erreurs au niveau de leur ADN. C'est pourquoi les cellules tumorales surexpriment l'enzyme PARP (poly-ADP-ribose) dont la fonction est de réparer l'ADN avant la réplication lors de la division cellulaire (Virag, 2002). Quand il n'y a plus de PARP pour réparer les dommages de l'ADN, les cellules malignes ne peuvent terminer la réplication de l'ADN, dès lors, l'enzyme CASPASE-3 entame le programme de mort cellulaire (apoptose).

Le germe de blé fermenté permet d'accélérer l'apoptose des cellules cancéreuses en inhibant l'enzyme PARP et en augmentant la production de CASPASE-3 (Comin, 2002 ; Saiko 2009).

Le germe de blé fermenté stimule le clivage de PARP et engendre la fragmentation de l'ADN qui conduit à l'apoptose des cellules tumorales (Comin, 2002).

4.1 Le germe de blé fermenté améliore l'efficacité des traitements conventionnels

Cette action du germe de blé fermenté dans l'inhibition de l'enzyme PARP (poly ADP ribose polymerase) explique ses actions positives en accompagnement des chimiothérapies. La fonction inéluctable de certaines chimiothérapies (DTIC) cause des dommages à l'ADN des cellules qui se divisent rapidement : cellules tumorales, mais aussi les cellules de l'intestin, des cheveux... Par conséquent, quand la PARP est inhibée par le germe de blé fermenté, les réparations des dommages causés à l'ADN par la chimiothérapie sont réduites. Ces actions complémentaires de la chimiothérapie et du germe de blé fermenté permettent d'expliquer les meilleurs résultats de la chimiothérapie chez les patients qui prennent quotidiennement du germe de blé fermenté pendant leur traitement par rapport à ceux qui n'en prennent pas. C'est pourquoi les scientifiques recommandent l'association du germe de blé fermenté aux traitements cliniques conventionnels (par exemple le DTIC souvent utilisé chez les patients atteints de mélanomes à haut risque) (Demidov, 2008).

- **En résumé :**

Le germe de blé fermenté bénéficie de multiples mécanismes pour « tuer » les cellules tumorales sans détruire les cellules saines. D'une part, il stimule le système immunitaire pour qu'il joue son rôle dans la défense contre les tumeurs (inhibition des CMH-1, stimulation des ICAM-

1). Ces mécanismes permettent d'agir dans tous les cas, même aux stades les plus avancés du cancer ou lorsque le système de défense du patient est diminué (pendant le traitement de chimio ou radiothérapie).

Ces actions stimulatrices du système immunitaire ont été confirmées dans plusieurs expériences : des souris thymectomisées rejettent une greffe de peau aussi rapidement que des souris non thymectomisées. Des enfants sous chimiothérapie avec prise de germe de blé fermenté sont moins sujets à des épisodes de neutropénie que des enfants suivant uniquement la chimio.

D'autre part, il empêche l'utilisation de glucose par les cellules tumorales et les empêche de fabriquer les matériaux (ADN) nécessaires à la division et à la prolifération des tumeurs (inhibition de la transcétolase, de la glucose-6-phosphate déshydrogénase, du lactate déshydrogénase et de l'hexokinase). De plus, il redirige le métabolisme du glucose pour fabriquer des acides gras et empêche l'utilisation du glucose pour fabriquer de l'ADN et proliférer.

Par ailleurs, il bloque les enzymes Ribonucléotide Réductase et PARP et affaiblit respectivement la production et la réparation de l'ADN dans les cellules tumorales qui deviennent ainsi d'excellentes cibles pour la chimiothérapie. C'est pourquoi le germe de blé fermenté améliore les chimiothérapies et est fortement recommandé en accompagnement des traitements conventionnels contre le cancer.

Ces actions permettent de modifier le métabolisme spécial des cellules tumorales pour qu'elles retournent à un métabolisme normal ou pour les tuer. En conséquence, les cellules tumorales se divisent plus lentement, la maladie progresse moins vite, les patients prennent du poids et conservent une bonne qualité de vie.

Chapitre 4 L'action anti-métastasique du germe de blé fermenté en association à d'autres traitements (études *in vivo*)

Plusieurs études *in vitro* montrent que le germe de blé fermenté induit l'apoptose des cellules tumorales. Des études expérimentales démontrent son effet anti-métastatique sur des souris inoculées avec différentes formes de cancers, que ce soit seul ou en association avec une chimiothérapie (Hidvégi, 1999 ; Fajka-Boja, 2002). Par contre, la vitamine C n'améliore pas son action.

1. Le germe de blé fermenté induit l'apoptose des cellules tumorales

Suite à ses propriétés immunostimulantes, à sa capacité d'inhiber la prise de sucre et la prolifération des cellules, ainsi qu'à son inhibition des enzymes de réparation de l'ADN (PARP) et de conversion de l'ADN en ARN (RR), le germe de blé fermenté induit, de manière spécifique, l'apoptose des cellules cancérogènes, sans avoir d'effets néfastes envers les cellules saines de l'organisme (Hidvégi, 1999) (figure 18).

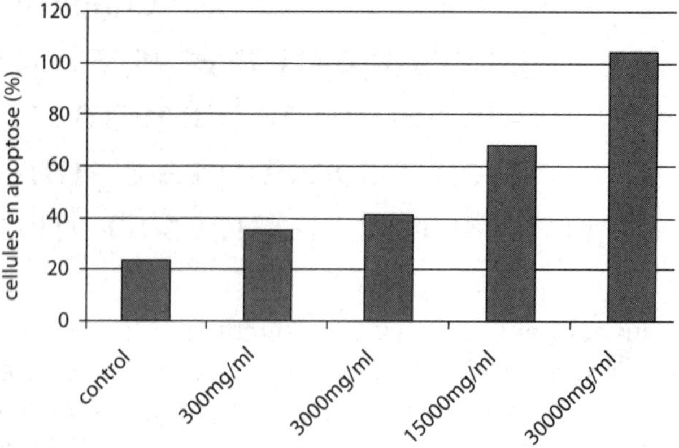

Figures 18 : effet de différentes concentrations en germe de blé fermenté sur l'apoptose des cellules tumorales de mélanomes (Hidvégi, 1999)

2. Le germe de blé fermenté et vitamine C

Le germe de blé fermenté exerce une activité antitumorale sur des lignées cellulaires tumorales, sur des souris inoculées avec des cellules cancérogènes, mais aussi chez l'homme. Des études ont testé l'effet du germe de blé fermenté, seul ou en combinaison avec de la vitamine C, sur la formation des métastases chez des souris inoculées avec différentes tumeurs (mélanome, poumon, côlon) (Hidvégi, 1998 et 1999). D'une part, le germe de blé fermenté seul réduit le poids de la tumeur primaire et le nombre de métastases (6,2 métastases contre 42,4 métastases dans le groupe contrôle). D'autre part, la vitamine C seule n'exerce aucune activité antimétastasique, mais son association avec le germe de blé fermenté réduit le nombre de métastases. Cependant, cet effet est inférieur comparé au traitement avec le germe de blé seul, surtout si la vitamine C est ingérée moins d'1 h après le germe de blé fermenté. L'inhibition de la formation de métastases était de 85 % chez les souris traitées uniquement avec le germe de blé fermenté tandis que l'association germe de blé fermenté et vitamine C réduit le nombre de métastases de seulement 50 % (Hidvégi, 1999) (figure 19).

> L'activité anti-tumorale et anti-métastasique du germe de blé fermenté sur différentes lignées cellulaires est meilleure lorsque le germe de blé fermenté agit seul, éloigné de toutes prises de vitamine C. C'est la raison pour laquelle les scientifiques conseillent de prendre le germe de blé fermenté 2 heures avant ou après une prise de vitamine C, que ce soit *via* des compléments alimentaires ou des fruits (orange, kiwi...).

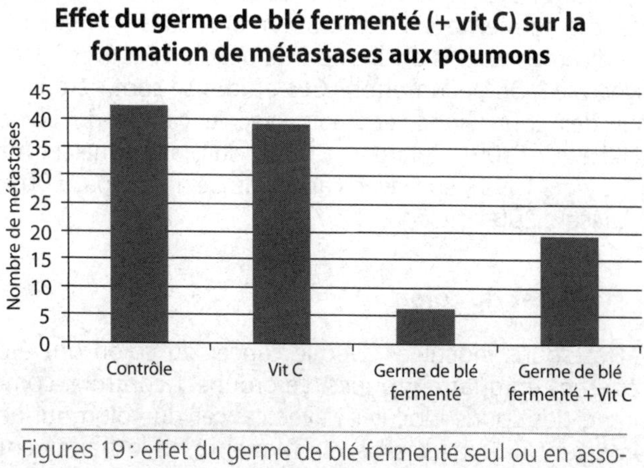

Figures 19 : effet du germe de blé fermenté seul ou en association avec la vit C sur des souris inoculées avec cancer du poumon (Hidvégi, 1998 et 1999).

3. Le germe de blé fermenté améliore les traitements médicamenteux conventionnels contre le cancer et ne présente aucune interaction négative

« Ce fut un moment à couper le souffle quand nous avons réalisé que dans des expériences chez les animaux inoculés avec le cancer, la combinaison du germe de blé fermenté avec des médicaments chimiothérapeutiques couramment utilisés, a complètement inhibé le développement des métastases. »

« Dès cet instant, j'ai su que nous avions entre nos mains un produit très prometteur. »

Maté Hidvégi

D'autres études se sont intéressées à l'action du germe de blé fermenté en association avec des traitements médicamenteux. Y-a-t-il une interaction négatives ? Une synergie ? Ou aucun effet ? Ces études se sont déroulées sur des souris inoculées soit avec le cancer du côlon (Hidvégi, 1999 ; Zalatnai, 2001), soit avec mélanome (Hidvégi, 1999), soit avec cancer du sein (Tompa, 2003 ; Marscek, 2004 ; Tejeda, 2007).

- **Cancer du côlon**

Des souris inoculées avec le cancer du côlon ont été réparties en quatre groupes. Le groupe 1 contrôle, comprend des souris inoculées avec cancer du côlon qui ne prenaient ni le germe de blé fermenté, ni le traitement conventionnel 5-FU (5-fluorouracile). Le groupe 2 prenait uniquement le traitement clinique conventionnel 5-FU. Le groupe 3 prenait uniquement du germe de blé fermenté et le groupe 4 prenait le germe de blé fermenté accompagné de 5-FU. Les résultats montrent que, comme on s'y attend, le traitement pendant 20 jours avec le 5-FU diminue le nombre de métastases. Le germe de blé fermenté seul diminue également le nombre de métastases (Hidvégi, 1998; Hidvégi, 1999; Zalatnai, 2001). Enfin, le traitement simultané avec le germe de blé fermenté et le 5-FU pendant 20 jours chez des souris avec cancer du côlon diminue radicalement le nombre de métastases (figure 20). Ces 2 composants agissent en synergie, c'est-à-dire que l'action du germe de blé fermenté accompagné de 5-FU est meilleure que l'action du 5-FU ou du germe de blé fermenté seul.

Autrement dit, le germe de blé fermenté améliore l'effet du traitement conventionnel contre le cancer.

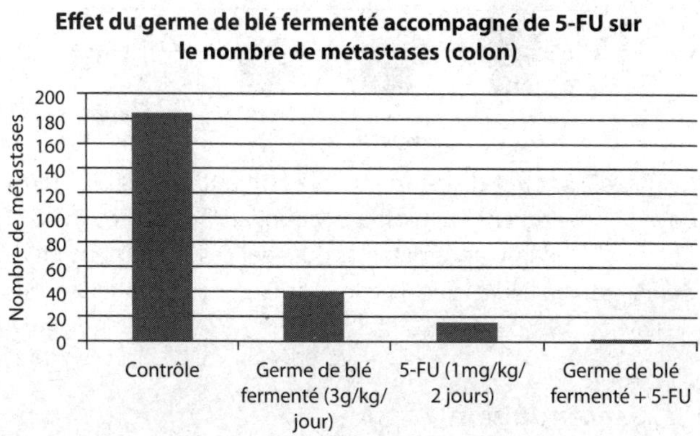

Figures 20: effet du germe de blé fermenté seul ou en association avec le 5-FU sur des souris inoculées avec cancer du côlon (Hidvégi, 1999).

• Cancer de la peau (mélanome)

D'autres résultats sur les mélanomes confirment les résultats précédents. Le traitement avec le germe de blé fermenté et le DTIC (traitement chimiothérapeutique contre les mélanomes) diminue radicalement le nombre de métastases par rapport au groupe contrôle. De plus, l'action anti-métastatique de l'association des deux composants est meilleure que le traitement avec le germe de blé fermenté ou le DTIC seul (Hidvégi, 1999) (figure 21).

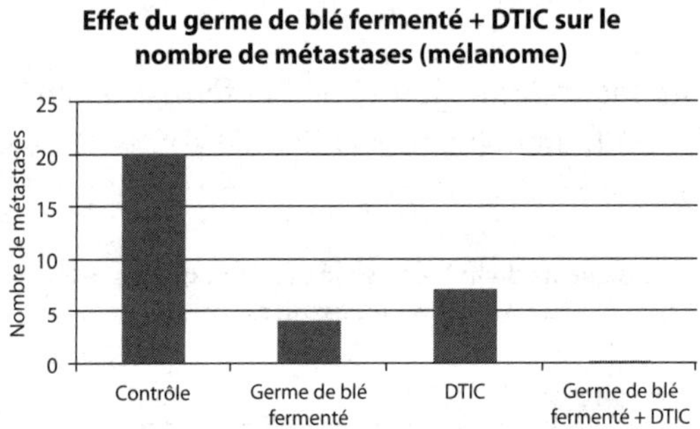

Figures 21 : effet du germe de blé fermenté en association avec le traitement chimiothérapeutique DTIC sur les mélanomes. L'action anti-métastasique de ces 2 composants unis est meilleure que l'action de ces composants seuls (Hidvégi, 1999).

• Cancer du sein

Pour terminer, des études ont testé l'effet du Tamoxifène®, du germe de blé fermenté et de l'association de ces 2 composants sur des lignées cellulaires de cancer du sein hormonodépendantes (RE+) et non-hormonodépendantes (RE-) (Tompa, 2003; Marscek, 2004).

Le Tamoxifène® est un médicament communément utilisé dans les traitements hormonaux du cancer du sein hormonodépendant. Il a pour but de ne pas activer les récepteurs des œstrogènes (RE) des cellules tumorales hormonodépendantes.

Dans ces études, le Tamoxifène® joue correctement son rôle et diminue l'activité des récepteurs aux œstrogènes et cette action anti-tumorale est augmentée suite à son association avec le germe de blé fermenté. Celui-ci augmente l'effet positif du Tamoxifène® dans les cas de cancer du sein hormonodépendant (RE+), mais il agit également sur les lignées cellulaires RE-.

Une autre étude expérimentale confirme ces résultats (Tejeda, 2007). Les monothérapies seules et le germe de blé fermenté seul retardent la croissance des tumeurs. Par ailleurs, l'association du germe de blé fermenté avec les traitements hormonaux augmente l'efficacité comparée aux monothérapies seules. Par exemple, le germe de blé fermenté avec prise d'Examestane augmente l'inhibition de la croissance de la tumeur de 60,4 % par rapport au groupe contrôle. Le germe de blé fermenté améliore considérablement l'efficacité des traitements hormonaux, ainsi, cette combinaison est vivement indiquée dans les traitements cliniques.

- **En résumé :**

Le germe de blé fermenté possède des actions anti-tumorale et anti-métastasique chez des souris inoculées soit avec un cancer du sein, mélanome ou cancer du côlon. Ses résultats sont meilleurs lorsqu'il est utilisé éloigné d'une prise de vitamine C (2 h avant ou après).

Par ailleurs, le germe de blé fermenté agit en synergie avec les traitements conventionnels contre le cancer (chimio, radiothérapie, traitements hormonaux...). En effet, l'inhibition de la propagation du cancer est meilleure lorsque les traitements contre le cancer sont pris en association avec le germe de blé fermenté. Celui-ci ne diminue pas les effets positifs des thérapies conventionnelles, mais il augmente leurs actions anti-métastatiques, tout en diminuant leurs effets secondaires : moins de nausées, les patients sont moins fatigués, perdaient moins de poids et leur système immunitaire se reconstitue plus rapidement.

Il est intéressant de noter que le germe de blé fermenté peut agir sur les deux types de cancer du sein (hormonodépendant ou non-hormonodépendant).

Tous ces résultats encourageants sur le germe de blé fermenté, lors des études menées sur des souris, se retrouvent également chez l'homme lors d'essais cliniques sur des patients atteints de cancer du côlon, de mélanome, de cancer du poumon ou de cancers des cavités buccales. Vous découvrirez ces actions formidables dans le chapitre suivant...

Chapitre 5
Actions anti-tumorale, anti-métastasique et amélioration de la qualité de vie des patients atteints de cancer (études cliniques)

1. Le germe de blé fermenté augmente le taux de survie des patients atteints de cancer du côlon et améliore leur qualité de vie

Le côlon est la partie de l'intestin faisant suite à l'intestin grêle. La paroi intérieure du côlon est tapissée d'une muqueuse qui peut développer des excroissances nommées polypes. Ce sont des lésions bénignes qui peuvent évoluer très lentement vers la malignité. Les principaux facteurs de risques prouvés sont :

- l'âge (à partir de 50 ans, la probabilité d'avoir un ou plusieurs polypes augmente)
- la présence de polypes de plus de 1 cm de diamètre
- les antécédents familiaux
- les maladies inflammatoires chroniques de l'intestin (maladie de Crohn...)
- le surpoids et certains comportements alimentaires (trop de graisses d'origine animale)
- le tabagisme, l'alcool

En mars 2013, le ministère des Affaires sociales et de la Santé ainsi que l'INCa lancent le mois de mobilisation contre le cancer colorectal. Ils souhaitent réaffirmer l'importance du dépistage et lancent « Mars bleu », mois de mobilisation contre le cancer colorectal.

Cette campagne rappelle que les Français sous-estiment largement la réalité du cancer colorectal et connaissent insuffisamment le dépistage. Le cancer du côlon est parmi les plus fréquents (+ de 36.000 nouveaux cas par an en France), il constitue le 2ème cancer le plus meurtrier (17.500 décès par an). Pourtant, dépisté à temps, ce cancer se guérit dans 9 cas sur 10.

Cette campagne d'information 2013 incite à parler du dépistage du cancer colorectal avec son médecin traitant à partir de 50 ans et rappelle l'intérêt de faire ce dépistage simple autour d'un message court et explicite : « Le meilleur endroit pour faire le test, c'est chez soi ». Ce test recherche la présence de sang occulte dans les selles et doit être répété tous les deux ans. Il permet ainsi de détecter les polypes et de les retirer avant qu'ils n'évoluent en cancer. Il permet d'identifier la présence d'un cancer à un stade précoce, ce qui implique des traitements moins lourds et de plus grandes chances de guérison. Au stade I, le taux de survie dépasse 5 ans dans 90% des cas !

D'autres signes peuvent faire suspecter un cancer du côlon ou du rectum ; ce sont l'amaigrissement, des douleurs abdominales, des troubles du transit intestinal (diarrhées ou constipations persistantes), voire une occlusion intestinale.

Une surveillance régulière est nécessaire après dépistage d'un premier polype ou d'une lésion maligne, car le risque de récidive est alors plus important.

Le germe de blé fermenté présente des effets intéressants en accompagnement des cancers du côlon: action anti-métastasique et meilleure qualité de vie. Une étude clinique de phase II contre placebo portant sur 30 patients atteints de cancer du côlon à un stade avancé (pronostics de survie identiques) a testé l'action anti-métastasique du germe de blé fermenté et son effet sur le taux de survie (Jakab, 2000). Chacun des patients a subi une chirurgie, 12 d'entre eux ont avalé le germe de blé fermenté pendant 9 mois (17 g/jour 30 minutes avant les repas), 18 ont simplement subi la chirurgie avec ou sans chimiothérapie. Après 9 mois, les résultats sont sans conteste meilleurs pour le groupe germe de blé fermenté: aucun des patients ne présentait de nouvelle métastase, ni une progression de la maladie. Tous sont dans de bonnes conditions physiques. Par contre, dans le groupe contrôle, parmi les 4 patients qui ont développé de nouvelles métastases, 3 sont décédés de la maladie et 1 est dans de mauvaises conditions physiques.

Les premiers résultats de cette étude clinique étaient encourageants, c'est la raison pour laquelle une 2e étude clinique non randomisée contre placebo de phase III s'est déroulée sur un plus grand nombre de patients (170 patients: 66 pour le groupe germe de blé fermenté et 104 pour le groupe contrôle[6]) (Jakab, 2003). Le pronostic était plus mauvais dans le groupe germe de blé fermenté (stades de cancer plus avancés, délai d'attente avant de commencer le traitement plus long, moins de séances de radiothérapies) comparé au groupe contrôle[6]. Lors du traitement de plus de 6 mois, de rares effets secondaires, comme des diarrhées (4), nausées, vomissements (2),

6. **Groupe « germe de blé fermenté »** avec 66 patients parmi lesquels 5 patients au stade I, 17 au stade II, 26 au stade III et 18 au stade IV (situation la plus grave avec la présence de métastases). **Groupe contrôle** avec 104 patients parmi lesquels 20 patients au stade I, 48 au stade II, 32 au stade III et 4 au stade IV.

flatulences (1), selles molles (1) et constipation (1) sont apparus les premiers jours suite à la prise de germe de blé fermenté.

Cependant, les bénéfices du traitement à long terme (> 6 mois) avec le germe de blé fermenté associé au traitement clinique conventionnel sont remarquables. Les évènements de progression de la maladie (récidive de la maladie, nouvelles métastases, mort) étaient significativement plus fréquents dans le groupe contrôle.

L'ajout du germe de blé fermenté permet de réduire l'apparition de nouvelles tumeurs, de diminuer les métastases, et de réduire le risque de mort de 70 %. Seuls 3 % des patients du groupe germe de blé fermenté ont montré une récidive contre 17 % dans le groupe contrôle. Un total de 16,7 % de patients dans le groupe germe de blé fermenté ont présenté un évènement de progression comparé aux 42,3 % dans le groupe contrôle. Par ailleurs, 12 % des patients sont décédés dans le groupe germe de blé fermenté contre 32 % de patients dans le groupe contrôle, soit près de 3 fois plus de morts.

Bien que le groupe germe de blé fermenté présentait un pronostic de survie moins favorable, après 30 mois, un grand nombre d'entre eux était toujours en vie (8 décès contre 33 pour le groupe témoin) ! Ainsi, le germe de blé fermenté permet de prolonger la vie des patients atteints de cancer du côlon comparé aux méthodes de soins conventionnelles seules (figure 22).

Ces résultats en faveur du germe de blé fermenté confirment les résultats de la précédente étude de phase II sur 30 patients atteints de cancer du côlon.

Le germe de blé fermenté en combinaison des traitements conventionnels peut inhiber la progression du cancer et peut prolonger la survie des patients atteints de cancer du côlon.

	Germe de blé fermenté (n=66) Nb		Contrôle (n=104) Nb	
Patients en rechute	2	3%	18	17,3%
Patients avec nouvelles métastases	5	7,6%	24	23,1%
Décès	8	12,1%	33	31,7%
Total des patients n'ayant pas réagi au traitement (avec évènements de progression)	11	16,7%	44	42,3%

Figure 22 : évènements de progression de la maladie du groupe germe de blé fermenté comparé au groupe contrôle (Jakab, 2003)

2. Le germe de blé fermenté contre les mélanomes de stade III de haut risque

Les cancers de la peau sont parmi les plus fréquents des cancers avec près de 60 000 nouveaux cas par an en France, dont près de 7 500 mélanomes. L'exposition au soleil joue un grand rôle dans la survenue de ces cancers. Ils peuvent donc, pour la plupart, être prévenus simplement en limitant les temps d'exposition au soleil et en évitant les coups de soleil.

Les mélanomes sont les cancers de la peau les moins fréquents (1 %), mais les plus graves et les chiffres ne cessent d'augmenter.

Ils s'observent sous la forme d'une petite tache aux contours asymétriques ou irréguliers, inhomogènes, qui se teinte de brun, noir, rouge et parfois de bleu, et de grande taille. À un stade plus évolué, un traitement par chimiothérapie peut s'avérer nécessaire.

Puisque la combinaison du germe de blé fermenté et de la dacarbazine (DTIC) chez des souris atteintes de mélanome montre une inhibition complète de la propagation des cellules cancérogènes (Hidvégi, 1999), une étude randomisée de phase II, contre placebo, d'une durée de 7 ans sur 52 patients atteints de mélanome de stade III s'est déroulée en Russie (Demidov, 2008). Ce type de cancer est incurable et défini comme à haut risque de récidive et de mort. Les patients avaient subi une chirurgie pour enlever la tumeur primaire et étaient traités avec la DTIC (groupe contrôle et groupe germe de blé fermenté) et la moitié d'entre eux complétaient avec le germe de blé fermenté durant 12 mois (groupe germe de blé fermenté).

Les caractéristiques des patients au démarrage de l'étude étaient similaires (sexe, âge, nombre de métastases...). Les résultats sont sans conteste favorables pour les patients du groupe germe de blé fermenté :

- les signes de progression de la maladie (récidive de la maladie, apparition de métastases, mort) étaient moins fréquents (groupe germe de blé : 36 % vs groupe contrôle : 75 %).
- après les 7 ans de suivi, l'absence de signe de progression de la maladie était de 55,8 mois avec le germe de blé fermenté et de seulement 29,9 mois dans le groupe contrôle. Autrement dit, le cancer

évolue 2 fois moins vite dans le groupe germe de blé fermenté par rapport au groupe contrôle.

- le taux de survie était de 66,2 mois pour le groupe germe de blé fermenté contre 44,7 mois dans le groupe contrôle. Autrement dit, le taux de survie était meilleur dans le groupe germe de blé fermenté, avec un délai de près de 2 années supplémentaires de survie (21,5 mois).
- le pourcentage de morts était moindre dans le groupe germe de blé fermenté (34,6 %) par rapport au groupe contrôle (61,5 %), soit près du double sont décédés.

Par ailleurs, le traitement avec le germe de blé fermenté n'a provoqué aucun effet secondaire et il aurait diminué les effets secondaires liés à la chimiothérapie (nausées, diarrhée, fatigue, fièvre...). Il en résulte une amélioration de la qualité de vie des patients ayant suivi le traitement avec le germe de blé fermenté.

Taux de survie des patients souffrant de mélanome de stade III			
	Groupes	**Germe de blé fermenté**	**Contrôle (DTIC)**
Progression de la maladie	Nombre de patients	26	26
	Patients sans progression	15 (57,7%) 55,8 mois	7 (26,9%) 29,9 mois
	Patients vivants	17 (65,4%)	10 (38,5%)
Taux de survie	Moyenne	66,2 mois	44,7 mois
	Taux de survie après 5 ans	61,5%	36,7%

Figure 23 : le germe de blé fermenté améliore l'efficacité de la chimiothérapie chez les patients souffrant de mélanome (Demidov, 2008).

Un effet synergique entre le DTIC et le germe de blé fermenté avait déjà été découvert dans une étude préclinique comparative (Hidvégi, 1999) où le DTIC et le germe de blé fermenté inhibaient le développement de métastases sur des souris avec mélanomes de manière plus efficace que le traitement conventionnel seul.

L'explication de cette synergie entre le germe de blé fermenté et la chimiothérapie peut s'expliquer par l'inhibition sélective de l'enzyme PARP dans les cellules tumorales par le germe de blé fermenté. La fonction du DTIC est de causer des dommages à l'ADN des cellules lors de la réplication et de la fabrication d'un nouvel ADN. Par conséquent, quand la PARP est inhibée par le germe de blé fermenté, les réparations des dommages causés à l'ADN par la chimio sont réduites, ce qui augmente l'efficacité de la chimiothérapie chez les patients.

C'est pourquoi l'association du germe de blé fermenté au traitement par le DTIC des patients atteints de mélanomes à haut risque est fortement recommandée.

3. Le germe de blé fermenté contre les cancers des voies aéro-digestives supérieures (VADS).

En 1999, une étude (Barabás, 2006) s'est déroulée en Hongrie à l'Université de Semmelweis sur des patients atteints de cancer des voies aéro-digestives supérieures (lèvre-bouche-pharynx-larynx). Le germe de blé fermenté était consommé quotidiennement pendant et après le traitement clinique conventionnel en hôpital. À la fin des trois années de suivi, les patients qui ont pris le germe de blé fermenté ne montraient pas de récidive de tumeurs ni de métastases après le traitement. Par contre, les métastases des patients avec récidives avant le traitement ont régressé.

Le germe de blé fermenté a amélioré la radio et/ou la chimiothérapie tout en diminuant leurs effets secondaires. La qualité de vie des patients était améliorée.

Le Professeur Otto Ribari conclut à la fin de cette étude : « Le germe de blé fermenté est une formule très efficace dans l'accompagnement du traitement des tumeurs. Il est recommandé, non pas pour remplacer les traitements conventionnels, mais en accompagnement de ceux-ci pendant ou après les traitements cliniques. »

Une autre étude (Barabás, 2006) sur 55 patients avec cancer des cavités buccales (lèvre-bouche-pharynx) de stades II et III, avec un pronostic de survie estimé à 3 mois, a permis de déterminer que la prise de germe de blé fermenté, pendant et après le traitement clinique conventionnel sur une durée d'un an, permet de diminuer les évènements de progression de la maladie par 85,3 %. Après 5 ans, 17 patients étaient en vie dans le groupe germe de blé fermenté (74 %), tandis que 10 patients étaient vivants dans le groupe contrôle (45,5 %). Le germe de blé fermenté diminue les risques de récidives et augmente le taux de survie après 5 ans.

Le groupe de chercheurs, le professeur György Szabó et ses collègues, Márta Ujpál et Emese Fülöp, suggèrent d'utiliser le germe de blé fermenté en accompagnement des traitements contre les cancers des cavités buccales.

L'ensemble de ces études cliniques fournit des données suffisantes pour tirer des conclusions à propos du rôle que peut jouer le germe de blé fermenté dans les thérapies contre les cancers. Il semblerait que le germe de blé fermenté utilisé dans ces études, présente des bénéfices pour améliorer l'efficacité des traitements conventionnels contre les cancers. Le germe de blé fermenté peut réduire les récidives, l'apparition de nouvelles métastases et augmenter les chances de survie après le diagnostic d'un cancer (cancer du côlon, mélanome...).

4. Amélioration de la qualité de vie des patients souffrant de cancer

La qualité de vie des patients atteints de cancer peut se détériorer avec le temps. Les traitements peuvent engendrer des effets secondaires: fatigue, anémie, manque de globules blancs, nausées, vomissements, perte des cheveux. Parfois, les patients perdent du poids, leurs masses musculaire et graisseuse diminuent, c'est la cachexie. La cachexie cause 20 % des décès (Bruera, 1997).

C'est pourquoi une amélioration de la qualité de vie des patients est importante et peut même être à l'origine d'une meilleure chance de réussite de la thérapie et d'une amélioration de la survie des patients.

Une adaptation alimentaire peut atténuer et parfois même corriger les effets secondaires et donc améliorer la qualité de vie des patients (Brown, 2001). Même des modifications mineures apportées à l'alimentation et au mode de vie peuvent se traduire par des avantages non négligeables pour la santé.

Plusieurs études sur le germe de blé fermenté ont montré qu'il permettait d'améliorer la qualité de vie des patients. Une étude pilote s'est déroulée sur 16 patients atteints de cancer du poumon (Ajkay, 2003) à l'institut national de Budapest. Ceux-ci étaient traités par radio ou chimiothérapie et ont reçu du germe de blé fermenté pendant 8 mois. Les réponses des patients témoignent d'une amélioration de l'état de santé et de la fatigue. De légères améliorations de la douleur, du manque d'appétit et de l'humeur étaient relevées également.

Une étude multicentrique (Ferrarri, 2008) montre que le germe de blé fermenté améliore la qualité de vie, diminue le stress oxydant et empêche la perte de poids chez 22 patients atteints de cancer de la cavité buccale à un stade avancé comparé aux 33 patients qui n'en prenaient pas. Dans cette étude, le groupe « germe de blé fermenté » a pris du poids, tandis que le groupe contrôle a perdu du poids, et ce, après deux mois de traitement. Le germe de blé fermenté est bénéfique dans les traitements des patients atteints de cancer de la cavité buccale à un stade avancé.

5. Diminution des épisodes de neutropénie chez des enfants souffrant de cancer

L'une des plus puissantes études pilote (Garami, 2004) sur le germe de blé fermenté démontre son efficacité sur les enfants (2 à 18 ans) atteints de cancer. Jusqu'à présent, les nombreuses études sur le germe de blé fermenté se déroulaient chez des adultes, minimum âgés de 18 ans, lors d'une prise quotidienne pendant et après le traitement conventionnel.

Pourtant, la plupart des cancers chez les enfants nécessitent des séances de chimiothérapies plus nombreuses que chez les adultes, et ces nombreuses séances peuvent provoquer des épisodes de neutropénies qui peuvent être à l'origine de difficultés que le germe de blé fermenté pourrait réduire grâce à ses activités immunostimulantes.

La neutropénie est une complication liée aux traitements par chimio ou radiothérapie (Weycker D. *et al.*, 2013). Elle survient quand le traitement conventionnel diminue fortement le nombre de globules blancs (cellules sanguines nécessaires pour combattre les pathogènes). En conséquence, les enfants sont extrêmement vulnérables aux infections, ce qui peut provoquer la mort, quand les cellules sont à leur plus bas niveau.

Les chercheurs étaient conscients que les propriétés immunostimulantes du germe de blé fermenté pouvaient jouer un rôle bénéfique et empêcher ces infections qui menacent la vie des enfants.

La recherche clinique pilote a été réalisée chez 22 enfants avec différentes tumeurs. La moitié des enfants a reçu du germe de blé fermenté pendant sa chimiothérapie (6g/m^2 deux fois par jour), tandis que l'autre moitié a uniquement suivi le traitement clinique conventionnel. Il n'y avait pas de différence significative entre les deux groupes (stade, âge, type et dosage d'antibiotiques anti-neutropénie). Cependant, deux patients du groupe germe de blé fermenté présentaient un pronostic moins favorable (métastase).

Pendant le traitement, il n'y pas eu de progression de la maladie dans les 2 groupes. Cependant, le nombre d'évènements de neutropénies étaient beaucoup plus élevé dans le groupe qui ne consommait pas de germe de blé fermenté : 46 épisodes de neutropénie (43,4%) chez le groupe contrôle contre 30 épisodes (24,8%) dans le groupe germe de blé fermenté. Par ailleurs, dans le groupe ayant pris du germe de blé fermenté, 121 cycles de chimiothérapies ont pu être réalisés contre 106 dans le groupe contrôle.

La prise quotidienne de germe de blé fermenté pendant le traitement permet de diminuer le nombre d'épisodes de neutropénie de 42%, ce qui permet d'augmenter le nombre de séances de chimiothérapies qu'il est possible d'apporter aux enfants permettant ainsi d'accroître leur chance de survie.

Contrairement aux thérapies conventionnelles, le germe de blé fermenté n'engendre pas d'effet secondaire, il les réduit !

Chapitre 6
Le germe de blé fermenté, un perturbateur des maladies inflammatoires

La plupart des études sur le germe de blé fermenté ont été réalisées pour connaitre ses propriétés anti-cancers, mais d'autres études ont été menées afin de mettre en évidence ses propriétés anti-inflammatoires.

On constate que les enzymes COX-1 et COX-2 contribuent au bon fonctionnement de l'organisme si elles sont bien régulées. Elles sont en majorité responsables de l'activité inflammatoire par une surexpression des COX-2. L'inhibition des COX coupe la chaîne de la réaction inflammatoire, et agit donc contre l'inflammation et tous ses phénomènes corrélés (Illmer, 2005).

Le germe de blé fermenté inhibe ces deux enzymes, ce qui explique son caractère anti-inflammatoire en cas d'arthrite rhumatoïde (Bálint, 2006 ; Telekes, 2007). Une étude (Bálint, 2006) menée sur des modèles de rats avec arthrite chronique confirme que le germe de blé fermenté inhibe les COX-1 et 2 et cette action est améliorée en association avec le Diclofenac® (anti-inflammatoire non stéroïdien).

Le germe de blé fermenté possède une activité anti-inflammatoire positive en cas de maladie inflammatoire chez l'homme (arthrite rhumatoïde, athrite...) (Telekes, 2007). Des patients qui n'avaient aucun résultat avec les anti-inflammatoires habituels ont observé des améliorations dans les mouvements du matin (diminution de la raideur des membres) et de la douleur, suite à la prise quotidienne de germe de blé fermenté pendant un an (deux doses par jour). Parmi ceux-ci, certains ont pu diminuer de moitié leur dose de traitement de corticostéroïdes (Bálint, 2006).

Une étude (Ehrenfeld M., *et al*, 2001) menée sur des animaux a testé l'action du germe de blé fermenté sur le lupus érythémateux (maladie auto-immune chronique où le système immunitaire s'attaque aux tissus conjonctifs du corps, suite à la synthèse d'anticorps spécifiques contre les molécules du « soi »). Chez les souris infectées par le lupus, le traitement avec le germe de blé fermenté a permis de réduire les symptômes associés à cette maladie et ces bénéfices perduraient encore 4 semaines après le traitement.

Chapitre 7
Informations complémentaires à propos du germe de blé fermenté

1. Peut-on utiliser le germe de blé fermenté sans avoir recours aux traitements conventionnels ?

Les études sur les lignées cellulaires et sur les animaux semblent indiquer que cela pourrait être le cas. Cependant, il est difficile de prévoir la réelle efficacité d'un traitement avec le germe de blé fermenté uniquement. Dans toutes les études cliniques, le germe de blé fermenté a été utilisé en association avec d'autres thérapies contre le cancer. Par conséquent, il semble raisonnable et plus efficace de l'utiliser en combinaison avec les traitements cliniques conventionnels recommandés par les médecins.

Toutes personnes diagnostiquées d'un cancer devraient inclure quotidiennement du germe de blé fermenté à leur traitement. Il n'y a aucune raison de ne pas l'utiliser chez les patients atteints de cancer, même chez ceux ayant un système immunitaire déficient, se trouvant à un stade avancé de la maladie ou suivant une thérapie conventionnelle.

2. Peut-on utiliser le germe de blé fermenté en prévention des cancers ?

Les données scientifiques concernant le germe de blé fermenté sont principalement des recherches contre le cancer. Cependant, le germe de blé fermenté pourrait être utilisé également en prévention, même en absence de cancer. L'une de ses principales actions est de maintenir le fonctionnement du système immunitaire à son meilleur niveau.

Souvent, après 40 ans, les systèmes de défense sont moins efficaces. La plupart des symptômes remis sur le compte de « l'âge » sont souvent dus à cette diminution de l'habilité du système immunitaire à faire la différence entre les protéines « étrangères » et les protéines du « soi ». Dans ces cas, le système immunitaire est moins résistant aux infections et aux cancers, mais il commence également à attaquer nos propres tissus sains.

Le germe de blé fermenté permet de « rajeunir », comme un re-aging du système immunitaire, et d'améliorer son efficacité. Par ailleurs, une amélioration des habitudes alimentaires et une augmentation de l'activité physique peuvent jouer un rôle qui pourrait être tout aussi bénéfique…

3. Comment utiliser le germe de blé fermenté ?

Le germe de blé fermenté est connu sous le nom de Xaventin en France. Chaque boîte contient 30 sachets de 17 g (8,5 g d'Avemar pulvis) à conserver au frigo. La quantité correspond à celle utilisée dans la plupart des études. Le dosage recommandé pour les personnes de moins de 90 kg est de 1 sachet par jour. Pour les personnes de plus de 90 kg, une consommation de 2 sachets par jour est nécessaire. Par contre, pour les personnes de moins de 45 kg, un demi-sachet est suffisant. Pour les enfants, il est conseillé de faire appel à un professionnel de la santé, afin de déterminer le dosage requis.

Chaque sachet doit être consommé 1 heure avant ou après les repas et éloigné de 2h de toutes prises de médicaments ou de vitamine C (le germe de blé fermenté seul a une meilleure action anti-métastasique que le germe de blé fermenté accompagné de vit C).

Par ailleurs, le goût de la poudre de germe de blé fermenté est très prononcé et peu attirant. Il est conseillé de la dissoudre dans un liquide (eau, thé froid) et de consommer la préparation dans les 30 minutes.

La plupart des personnes qui utilisent le germe de blé fermenté remarquent une amélioration de l'appétit, de l'énergie et de leur qualité de vie après 3 semaines. Les changements biochimiques s'observent après 3 mois de traitement avec le germe de blé fermenté, c'est un élément important que vous devez expliquer à votre médecin.

Certaines personnes peuvent ressentir des désagréments (nausée, constipation, selles molles...) les premiers jours, mais ils diminuent généralement les jours suivants.

Les effets du germe de blé fermenté ne sont pas complètement annulés si vous oubliez de le consommer un jour. Cependant, ils sont meilleurs lorsque vous l'utilisez continuellement sans interruption.

4. Quels sont les contre-indications ?

Les femmes enceintes ou qui allaitent doivent consulter leur médecin avant de consommer le germe de blé fermenté. Il est déconseillé de le consommer lors d'une greffe d'organe (le germe de blé fermenté est immunostimulant).

Bien que les concentrations de gluten dans le germe de blé fermenté soient minimes, il pourrait être conseillé d'éviter sa consommation en cas d'intolérance au gluten. Évidemment, il est déconseillé de le consommer en cas d'allergies à l'un des composants du produit ou lors d'une intolérance au fructose.

Par contre, le germe de blé fermenté peut être utilisé en cas de maladies inflammatoires de l'intestin (maladie de Crohn, ulcères). Dans le passé, la lectine contenue dans le germe de blé était considérée comme toxique si elle se retrouvait dans la circulation sanguine. Cependant, les expériences ont montré que ces croyances sont infondées.

5. Tous les germes de blé se valent-ils ?

Le germe de blé fermenté Xaventin (France) n'est en rien comparable aux autres produits fabriqués avec des germes de blé non fermentés ou huiles de germes de blé.

Comme l'a affirmé le professeur Hidvégi dans son interview : « Lors de notre procédé de fabrication du germe de blé fermenté, une partie des molécules, extraites de germes de blé, sont transformées lors de la fermentation biotechnologique. Ces composés uniques sont donc ces molécules nouvellement formées ».

« Vous pouvez consommer une tonne de germe de blé sans consommer un microgramme de ce que contient notre germe de blé fermenté. »

De plus, le germe de blé fermenté est le seul à bénéficier d'autant de recherches telles que relatées dans ce livre et qui démontrent son efficacité, que ce soit dans les études *in vitro* ou *in vivo* et confirmée lors des nombreuses études cliniques chez l'homme. Le germe de blé fermenté améliore l'efficacité des traitements cliniques conventionnels contre le cancer, tout en diminuant leurs effets secondaires.

Chapitre 8
Une technique unique pour libérer les composants bénéfiques pour la santé d'un germe de blé fermenté

1. Qu'est-ce que le germe de blé ?

Le germe de blé (*Triticum vulgare*) est une des trois parties comestibles du grain de blé (figure 24). Celui-ci comporte le son qui est l'enveloppe coriace de la graine et représente près de 15 % du poids du grain. L'endosperme qui constitue la plus grande partie du grain (82%). Quant au germe, l'embryon du grain, il représente à peine 3 % du poids du grain (Nichelatti M., Hidvégi M., 2002) (figure 25), mais malgré sa très petite taille, il constitue la partie la plus riche en éléments nutritifs et la partie utilisée par le professeur Hidvégi pour mettre au point sa technique.

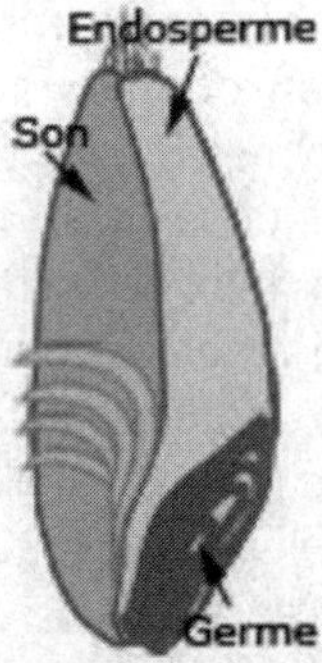

Figure 24 : les différentes parties du grain de blé

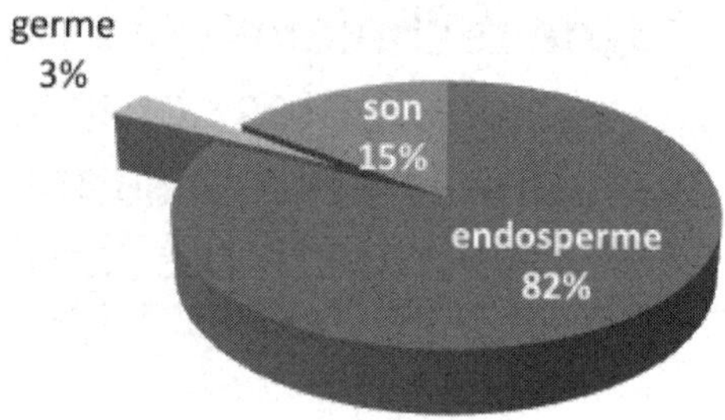

Figure 25 : composition du grain de blé

Chaque grain comporte donc l'enveloppe coriace de la graine qui entoure un petit embryon, ou germe, en vie ralentie. Celui-ci est repoussé sur le côté par le volumineux tissu nourricier (endosperme) formant l'amande chargée de réserves (principalement l'amidon, un sucre). Celui-ci est utilisé pour le développement de la jeune plantule (germe) lors de la germination. L'homme détourne ces cycles de développement de leur fonction naturelle et utilise le grain de blé pour en faire de la farine.

Dans la farine blanche, le son et le germe du grain de blé sont enlevés au cours du traitement, laissant uniquement l'endosperme dont l'amidon est rapidement décomposé en sucre par nos enzymes digestives. Un bon pain français, bien blanc, fabriqué à partir de farine blanche, fait rapidement grimper le taux de sucre dans le sang (1 pain français ~ 50 sucres !). Celui-ci pourra alors être stocké sous forme de graisse par l'insuline si nous ne pratiquons pas suffisamment d'activités physiques pour l'éliminer. Par contre, dans les produits de blé entier, les trois parties du grain de blé sont conservées. Ainsi, le pain complet, plus riche en fibres, permet de régulariser le transit intestinal et diminue les pics glycémiques après les repas.

Une miche de pain de blé entier contient environ deux tasses de farine de blé entier (à peu près 270 g), dont environ 7 g de germe de blé. Les personnes qui ont une préférence pour les aliments de grains entiers consomment plus de 5 g de germe de blé par jour. Par exemple, les personnes dont la consommation est de 600 g par jour ont un apport quotidien de germe de blé d'environ 15 g (2,5 % de 600 g) (Hidvégi et coll., 1999). Ces personnes ont une habitude saine largement recommandée, cependant, elles ne bénéficient pas des actions bénéfiques du germe de blé fermenté (Xaventin) mis au point par Hidvégi en 1997.

2. Un procédé unique qui utilise la fermentation du germe de blé pour dévoiler ses propriétés uniques bénéfiques pour la santé

Après de nombreuses années de recherche, en 1997, le biochimiste hongrois Hidvégi a mis au point une technologie pharmaceutique spéciale et brevetée qui permet d'extraire de germes de blé de qualité, une poudre spéciale, dont la substance active est nommée Avemar pulvis, en souvenir de la Vierge Marie.

Cette poudre est standardisée, c'est-à-dire que sa composition est scrupuleusement surveillée pour obtenir à chaque production une même quantité de chacun des composants. La production de ce germe de blé spéciale est donc protégée par un brevet international WO2004/014406. Seuls des composants naturels sont utilisés au cours du processus de fabrication. Les germes de blé utilisés lors de la fabrication répondent à des normes de qualité et de sécurité très strictes. Ils pourraient obtenir le label bio haut la main !

Le germe de blé utilisé pour obtenir le produit Xaventin est équivalent à celui qui se trouve dans les pains et les aliments complets. Cependant, lors du processus d'extraction et de la fermentation, des changements fondamentaux se déroulent à l'intérieur des composants du germe de blé. Par exemple, certains composants sont stabilisés, d'autres sont concentrés. C'est la raison pour laquelle le germe de blé fermenté du produit Xaventin et sa substance active Avemar pulvis ne peuvent être remplacés ni par le germe de blé, ni par ses dérivés.

Le germe de blé fermenté est produit en fermentant une quantité déterminée de germes de blé mélangés avec une certaine quantité de levure spécifique (*Saccharomyces cerevisiae*) le tout dilué dans de l'eau, en milieu anaérobie (comme le disait Louis Pasteur, « la fermentation, c'est la vie sans l'air ») à l'intérieur de fermenteurs en inox. Le liquide fermenté est produit dans des conditions scrupuleusement contrôlées : une agitation continue, un pH (6,5) et une température constante (30°C), sous un flux d'air filtré et pendant une durée déterminée d'environ 18 heures.

Ensuite, le produit de fermentation est décanté, séparé et finement filtré pour obtenir une solution exempte de cellules (levures, bactéries...). Le produit est condensé et évaporé sous vide pour obtenir un pourcentage en poids spécifique. Pour finir, de l'eau est ajoutée et le liquide de fermentation est séché par pulvérisation à l'aide de maltodextrine de maïs et de dioxyde de silicium (produits de séchage, anti-agglomérant). Finalement, le produit final, Xaventin, comprend 63,2% de germe de blé fermenté, 35% de maltodextrine et 1,8% de dioxyde de silicium (figure 26).

Autrement dit, le germe de blé (*Triticum vulgare*) fermenté est le résultat d'une méthode minutieuse et longuement étudiée, une fermentation par la levure *Saccharomyces cerevisiae* et selon un procédé standardisé, pour fabriquer un composé actif nommé Avemar pulvis, qui, lui-même, contient environ 200 µg/g de 2,6-dimethoxy-p-benzoquinone (2,6-DMBQ), celle-ci est une des molécules auxquelles sont attribuées les propriétés bénéfiques du germe de blé fermenté (Hidvégi, 1999).

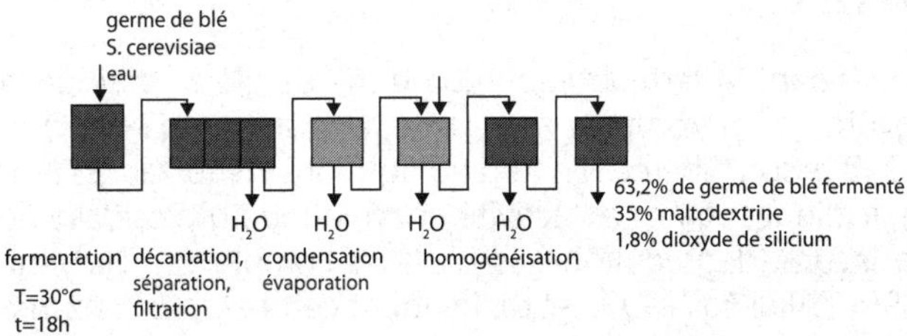

Figure 26 : procédé standardisé et breveté (WO2004/014406) de fabrication du germe de blé fermenté (milieu anaérobie) pour obtenir des concentrations spécifiques en composants. 63,2% de germe de blé fermenté, dont 200 µg/g de 2,6-DMBQ (Hidvégi, 1999).

3. La libération des quinones *via* la fermentation

« Mon objectif initial était de développer des extraits de germe de blé avec la plus grande quantité de benzoquinones libérées. »

« Je me souviens encore de l'expérience durant laquelle nous avons vu pour la première fois la libération des molécules actives de couleur pourpre dans le liquide de fermentation. »

Maté Hidvégi

La fermentation par la levure *Saccharomyces cerevisiae* permet d'obtenir la 2-méthoxy-p-benzoquinone (2-MBQ) et la 2,6-diméthoxy-p-benzoquinone (DMBQ). Celles-ci sont des quinones ou plus précisément, des benzoquinones qui sont naturellement présentes dans le germe de blé sous forme de glycosides (longues molécules qui alternent une quinone et un sucre). Ainsi, en tant normal, les quinones sont piégées entre deux molécules de sucre.

Pendant la fermentation du germe de blé à l'aide de la levure *Saccharomyces cerevisiae*, les quinones (2-MBQ et DMBQ) sont libérées en tant qu'aglycones (substances non glucidiques) grâce à l'activité enzymatique glycosidase de la levure (dégradation des glucides complexes) (Hidvégi, 1998 ; Hidvégi 1999a et b). Pendant cette étape, l'enzyme de la levure casse les liens entre les molécules de sucre et les quinones et permet de libérer ces dernières de leur « piège à sucre » (figure 27). Le produit final de la fermentation du germe de blé, Avemar pulvis, contient 0,04% de quinones qui servent d'indicateur pour la standardisation du procédé de fabrication et qui ont montré également des propriétés anti-cancers *in vitro* (Demidov L., 2008).

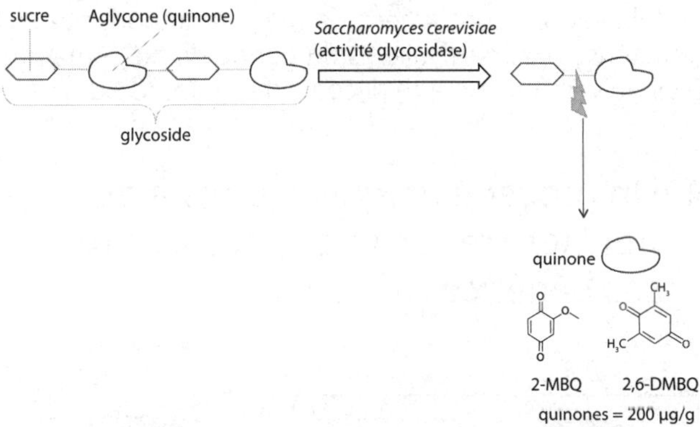

Figure 27 : libération des quinones grâce à l'activité glycosidase de la levure *Saccharomyces cerevisiae*.

La 2,6-DMBQ se retrouve dans le blé, mais aussi dans plusieurs espèces de végétaux régulièrement consommées (par exemple, les endives, les artichauts, la chicorée, etc.), les légumineuses (soja, haricots, pois, lentilles, etc.), les graminées (céréales), les Ericaceae (myrtilles, airelles, canneberges). Ces familles de plantes sont, pour la plupart, largement consommées et largement reconnues pour leurs effets bénéfiques sur la santé, mais les DMBQ n'y sont pas assimilées car pas libérées.

Ces nouvelles substances (2,6-DMBQ et 2-MBQ) libérées par la fermentation du germe de blé ont été étudiées par de nombreuses équipes scientifiques de différents pays (Italie, Hongrie, USA, Australie, Israël, Espagne, Russie). Certains des effets bénéfiques du germe de blé fermenté sont attribués à ces nouvelles substances chimiques biologiquement actives, les benzoquinones (Hidvégi M.,

1998, 1999 a et b ; Fajka-Boja, 2002), mais il est clair que d'autres composants, qui résultent de cette méthode de fabrication, contribuent de manière importante aux caractéristiques particulières du germe de blé fermenté. Elles doivent encore être découvertes aujourd'hui.

4. Un procédé unique soumis à des normes très strictes pour assurer ses bénéfices

Figures 28 et 29 : certificat ISO 9001:2008 délivré par SGS Yarsley International Certification Services et certificat GMP (assurance de la qualité des pratiques de fabrication)

Chaque lot de germe de blé fermenté est soumis à un contrôle qualité très strict afin d'obtenir une quantité déterminée du composant actif : Avemar pulvis. Cette technique de fabrication est protégée par un brevet international. Le fabricant est spécialisé dans la production d'extraits d'origines végétales. Il fabrique des produits pour de nombreuses sociétés pharmaceutiques. Ainsi, le respect des normes de fabrication des produits pharmaceutiques est une pratique quotidienne qui fait du germe de blé fermenté un produit d'une excellente valeur, produit selon les normes GMP (Good Manufacturing Practice, Bonnes Pratiques de Fabrication).

La qualité et la sécurité sont assurées par l'emploi du système HACCP (Analyse des dangers et maîtrise des points critiques), par l'obtention du certificat GMP ainsi que du certificat ISO 9001:2008 délivré par SGS Yarsley International Certification Services (http://www.sgs-group.fr/). De plus, l'usine de production est supervisée annuellement par le Ministère de la Santé en Hongrie.

L'analyse HPLC (chromatographie en phase liquide à haute pression) « d'empreinte digitale » est un élément important pour vérifier la reproductibilité de chaque lot de germe de blé fermenté. Au cours de la production, les chromatogrammes d'empreinte digitale HPLC sont régulièrement contrôlés et comparés à un chromatogramme de référence pour vérifier si la composition, et donc l'efficacité du produit final de chaque lot, est équivalente à celle spécifiée dans le brevet. Chaque nouvelle production de germe de blé fermenté est identique et présente les mêmes propriétés anti-cancers que celles obtenues dans les nombreuses études. Ainsi, le procédé de fabrication est protégé par un brevet international et il nécessite la connaissance des paramètres quantitatifs et qualitatifs afin d'obtenir un produit réellement efficace dans les accompagnements des cancers.

Toutes ces précautions apportées par le fabricant font du germe de blé fermenté un produit de qualité. Constatez par vous-même avec l'un des résultats de l'analyse contrôle d'un lot de fabrication.

Biropharma

SGS UKAS

CERTIFICATE OF ANALYSIS

Name of product: **Xaventin dietary supplement – Packed in bags, Net weight: 510 g**

Number of Product Specification Form: B.P.-2354-Q/2012.

Lot No: 025 12 187
Consommer avant: 09/2014

Analysis

Colour: complies		
Taste: complies		
Odour: complies		
Particle size distribution:	above 0.5 mm: max. 25 %	complies
	0.16-0.5 mm: min. 40 %	complies
	under 0.160 mm: max. 40 %	complies
Solubility: max. 30 sec ⇒ complies		measured: 14 sec
Relative density (packed): 44-58 g/100 cm^3 ⇒ complies		measured: 55.0 g/ 100 cm^3
Loss on drying:	on 75°C: max. 2.1 % ⇒ complies	measured: 2.0 %
	on 105°C: max. 7.0 % ⇒ complies	measured: 6.3 %
Acidity (pH): 5.0-6.0 ⇒ complies		measured: 5.36
Microbiological purity: ⇒ complies		see connected
Lead: max. 0.3 µg/g ⇒ complies		measured: < 0.03 µg/g
Cadmium: max. 0.1 µg/g ⇒ complies		measured: 0.03 µg/g
Mercury: max. 0.1 µg/g ⇒ complies		measured: < 0.03 µg/g

HPLC spectrum: conform to standard

2,6-dimethoxy-p-benzoquinone (2,6-DMBQ) content: 0.09-0.13 mg/ g ⇒ complies

measured: 0,108 mg/ g

BIROPHARMA KFT.
6413 Kunfehértó, IV. körzet 6.
OTP Rt. 11732064-20049650
Adósz.: 11579063-2-03

Klára Nagypál-Déri MSc. **BIROPHARMA / KUNFEHÉRTÓ** **09 Nov 2012.**
QA Manager

Biropharma Ltd. • Hungary – H-6413 Kunfehértó, IV. körzet 6.
Identifying number in European Union: HU 11579063
Telefon: 00 36-77-407-658 • ***Telefax:*** 00 36-77-407-659
E-mail: office.biropharma@biropharma.com

Biropharma

CERTIFICATE OF ANALYSIS

MICROBIOLOGICAL PURITY

Name of product: **Xaventin dietary supplement – Packed in bags, Net weight: 510 g**

Number of Product Specification Form: B.P.-2354-Q/2012.

Lot No: 025 12 187
Consommer avant: 09/2014

RESULTS

Microbiological test	*Requirement*	*Measured value*	*Test method*
Total living aerob bacteria/g (TAMC) CFU/ g	NMT*10^4	2×10^2	Ph.Eur.6. 2.6.12.
Total fungi/g (TYMC) CFU/ g	NMT*10^2	10	Ph.Eur.6. 2.6.12.
Enterobacteriaceae/g	NMT*10^2	<10	Ph.Eur.6. 2.6.13.
E.coli/g	0	0	Ph.Eur.6. 2.6.13.
Listeria moncytogenes/ 25 g	Absent	Absent	EN/ISO 11290-1
Salmonella sp./ 10 g	Negative	Negative	Ph.Eur.6. 2.6.13.

*NMT: Not more than

Kunfehértó, 09 Nov 2012.

BIROPHARMA KFT.
6413 Kunfehértó, IV. körzet 6.
OTP Rt. 11732064-20049650
Adószám: 11579063-2-03
1.

Klára Nagypál-Déri, MSc
QA Manager

Biropharma Ltd. • Hungary – H-6413 Kunfehértó, IV. körzet 6.
Identifying number in European Union: HU 11579063
Telefon: 00 36-77-407-658 • **Telefax:** 00 36-77-407-659
E-mail: office.biropharma@biropharma.com

Chapitre 9
Innocuité du germe de blé fermenté

Le germe de blé fermenté a obtenu le statut GRAS (Generally Recognized As Safe) octroyé en 2005 par la FDA (Food Drug Admnistration) aux USA car les tests confirment son absence de danger pour la santé humaine. Les nombreuses études scientifiques prouvent qu'il contribue également à alléger les désagréments liés aux traitements conventionnels contre le cancer.

Ces résultats positifs obtenus par le germe de blé fermenté contribuent à en faire la fierté de ses fabricants qui ont perpétué les vœux les plus chers de Györgyi, à savoir, découvrir un aliment qui permettrait d'accompagner les patients atteints de cancer, sans être nocif pour les cellules saines ni pour la santé des patients. En effet, le germe de blé fermenté n'a aucun effet négatif sur les cellules normales, même pour des concentrations plus de 40 fois supérieures à la dose recommandée (Heimbach, 2007).

1. Effets secondaires des traitements conventionnels contre le cancer

Les traitements cliniques conventionnels contre les cancers peuvent provoquer des effets secondaires chez les patients. La radiothérapie consiste à détruire les cellules cancéreuses en les irradiant et en bloquant leur capacité à se développer, à se multiplier. La dose de rayons administrée provoque des lésions dans l'ADN des cellules et ainsi les empêche de se réparer. Les effets secondaires sont moins importants que lors d'une chimiothérapie, mais peuvent être présents sous forme de fatigue importante ou de perte d'appétit. Les chimiothérapies, quant à elles, sont des médicaments anticancéreux capables de provoquer un « suicide » des cellules qui se multiplient trop rapidement. Elles agissent souvent en endommageant l'ADN afin de déclencher la destruction de la cellule. Leurs effets ne se limitent malheureusement pas aux cellules malignes, mais concernent toutes les cellules en prolifération active (par exemple, celles qui tapissent le tube digestif, les cellules de la moelle osseuse qui régénèrent le sang, celles qui font pousser poils et cheveux). En effet, fatigue, anémie, manque de globules blancs, nausées, perte de poids, vomissements et perte des cheveux sont autant d'effets secondaires fréquents et difficiles à endurer pour les patients.

2. Les solutions pour diminuer les effets secondaires des thérapies conventionnelles

2.1 Une hygiène alimentaire impeccable

Renoncer à l'aide que peut apporter la nutrition et les approches complémentaires aux malades peut être à l'origine d'une perte de semaines, de mois, voire d'années supplémentaires. De nombreuses études confirment les bénéfices de l'alimentation dans la prévention, dans la diminution des effets secondaires des traitements et des risques de récidives (Xianglan Zhang *et al.*, 2011 ; Brown, 2001 ; Fakih MG, *et al.*, 2012).

Les preuves des effets bénéfiques de l'alimentation sur la santé humaine ne manquent pas. Les chercheurs de l'Université Vanderbilt (USA) et de l'Institut du cancer de Shanghai (Chine) ont mis en évidence que les adeptes des légumes crucifères (brocoli, chou frisé, chou-fleur) vivaient plus longtemps, avaient une diminution de 22 % des risques de décès prématuré (quelle qu'en soit la cause) et de 31 % de risques de décès liés à une maladie cardiovasculaire (Xianglan Zhang *et al.*, 2011).

De nos jours, il est également bien connu qu'une adaptation alimentaire peut atténuer et parfois même corriger les désagréments liés aux traitements contre le cancer. Chaque traitement nécessite bien entendu un régime alimentaire différent et adapté à la situation.

Cependant, les études confirment qu'une alimentation saine, riche en végétaux, fruits et légumes, produits céréaliers et légumineuses variées, peut aider à combattre la maladie à divers stades. Même des modifications mineures apportées à l'alimentation et au mode de vie peuvent se traduire par des avantages non négligeables pour la santé. Consommer chaque jour une à deux portions supplémentaires de fruits et légumes[7], prolonger la durée de la promenade quotidienne et remplacer le pain blanc par du pain complet, plus riche en fibres à index glycémique modéré, sont autant de mesures qui peuvent avoir un impact positif. Ils aident le corps à se défendre contre la maladie (Brown, 2001) !

Une alimentation spécifique à chaque cancer peut être également une aide pour éviter les récidives. Par exemple, une nouvelle étude prospective démontre qu'une consommation de soja d'au moins 17,3 mg par jour diminue la mortalité des suites du cancer du sein d'environ 36 à 38%, surtout dans les cas de cancers du sein hormonaux dépendants, notamment grâce à leur apport en isoflavones (Zhang YF *et al.*, 2012).Une

7. Il est recommandé de consommer 5 portions de fruits et légumes par jour, soit environ 400 g/jour. En France, 57 % des adultes n'atteignent pas cette quantité. La consommation moyenne de fruits et légumes en France d'un adulte est de 283 g/j (soit 3,5 portions–INCA 2)

nouvelle étude (Fakih MG, *et al.*, 2012) vient de montrer que le traitement médicamenteux du cancer du côlon augmentait les besoins en vitamine D3. Celle-ci serait plus rapidement utilisée par l'organisme en cas de chimiothérapie anticancéreuse. Ainsi, une adaptation des doses de vitamine D3 pour les patients sous traitement anti-cancer pourrait être d'une importance cruciale.

2.2 Le germe de blé fermenté améliore la qualité de vie

Les études ont montré que le germe de blé fermenté pouvait également améliorer la qualité de vie des patients atteints de cancer et les aider à se défendre contre la maladie tout en diminuant les effets indésirables de ces thérapies forts utiles et importantes :

- stabilisation ou gain de poids (Ribári, 2000 ; Hidvégi, 2003 ; Barabás, 2006 ; Ferrari, 2008),
- diminution des nausées (Hidvégi, 2003 ; Demidov, 2008 ; Ferrrari, 2008),
- augmentation de l'efficacité du système de défense (Hidvegi 1999a ; Fajka-Boja, 2002 ; Virag, 2002 ; Garami, 2004 ; Illmer, 2005 ; Saiko, 2007)...

3. Le germe de blé fermenté est sain et ne présente aucun effet secondaire

Les résultats de plus de 5 études de toxicité, ainsi que les essais cliniques menés chez l'homme depuis 1998 montrent que le germe de blé fermenté est aussi sain qu'une tranche de pain complet, mais bien plus bénéfique pour la santé !

La consommation du germe de blé fermenté peut être débutée et consommée à n'importe quel stade de la maladie. Une de ses caractéristiques est que son utilisation, même à long terme, est parfaitement inoffensive.

L'innocuité du produit a été prouvée à l'aide de différents tests de toxicité (génotoxicité, mutagénotoxicité) (Nichelatti M., Hidvégi M., 2002) et réexaminée aux États-Unis. En 2005, il a rempli tous les critères pour parvenir au célèbre statut GRAS (Generally Recognized As Safe), accordé par la Food and Drug Administration (FDA). Ils ont montré que le produit reste parfaitement stable pendant minimum deux ans et ne présente aucun effet toxique, mais bien un effet positif pour la santé.

CONCLUSION OF THE EXPERT PANEL: GENERALLY RECOGNIZED AS SAFE (GRAS) DETERMINATION FOR THE USE OF FERMENTED WHEAT GERM POWDER (FWGP) AS A DIETARY SUPPLEMENT INGREDIENT

Prepared for:

American Biosciences, Inc.
Blauvelt NY

April 2005

Conclusion
We, the undersigned expert panel members, have individually and collectively critically evaluated the materials summarized above and conclude that:

> Ingestion of fermented wheat germ powder (FWGP) from the proposed uses results in intake of fermented wheat germ that remains within safe limits established by the long history of safe consumption of milled wheat germ and whole wheat foods and supported by published animal and human studies. FWGP has been sufficiently characterized to ensure that it is a food-grade product and that no toxicity concerns from impurities exist. Therefore, FWGP meeting the specifications described in the GRAS monograph is safe for use as a dietary supplement ingredient with usual dosage of 8.5 g/day and maximum dosage of 17.0 g/day.

It is also the Expert Panel's opinion that other qualified and competent scientists reviewing the same publicly available information would reach the same conclusion. Therefore, fermented wheat germ powder (FWGP) is safe, and is GRAS via scientific procedures, when used as a dietary supplement ingredient with usual dosage of 8.5 g/day and maximum dosage of 17.0 g/day.

Freddie Ann Hoffman, M.D.
President
HeteroGeneity, LLC
Washington, D.C.

Signature: ______________________ Date: 25 Apr 2006

John A. Thomas, Ph.D.
Emeritus Professor of Toxicology and Pharmacology
University of Texas Health Science Center
Fishers, Indiana

Signature: John A. Thomas Date: 3 May 2006

James L. Vetter, Ph.D.
President
Technical Assistance Services
Leawood, Kansas

Signature: James L. Vetter Date: 5 May 2006

Bert Spilker, Ph.D., M.D. (Scientific Advisor to the Expert Panel)
President
Spilker & Associates, LLC
Bethesda, Maryland

Signature: ______________________ Date: 29 April 2006

3.1 Études toxicologiques du germe de blé fermenté

La posologie normale recommandée est de 121 mg/kg/jour, soit 8,5 g/jour d'Avemar pulvis pour une personne de 70 kg. Dans le germe de blé fermenté, nommé Xaventin en France, une dose contient 17 g de germe de blé fermenté, soit 10,7 g d'Avemar pulvis, ce qui correspond à la dose recommandée pour une personne de 90 kg.

L'innocuité du germe de blé fermenté a été testée dans différentes études pré-cliniques, menées sur des souris ou Drosophiles, qui comparaient les résultats entre des groupes contrôles et des groupes gavés avec du germe de blé fermenté. Ces derniers étaient soumis à des concentrations plus ou moins importantes : 16 à 42 fois plus élevées que la dose recommandée, pendant des temps plus ou moins longs (1 jour à 1 mois). Quelques-unes de ces recherches se retrouvent ci-dessous.

- **Tests de toxicité lors d'une surdose unique**

Dans ces études (Lehel, 1999 ; Csiko, 1999 ; Nichelatti M., Hidvégi M., 2002 ; Heimbach, 2007), lorsque les souris sont gavées (2000 mg/kg d'Avemar pulvis, soit 16,5 fois plus élevé que la dose recommandée) pendant 1 jour, l'observation durant 14 jours n'a montré aucun signe clinique anormal (mort ou différences de poids). Les analyses pathologiques n'ont montré aucune lésion macroscopique.

Une autre étude, pour tester l'effet de plus fortes doses du germe de blé fermenté (IPCM, 1999 ; Heimbach, 2007), n'a relevé aucun effet secondaire pour une dose de 5000 mg/kg d'Avemar pulvis (soit plus de 41 fois la dose normale). Ni de changement de poids, ni d'effets cardiovasculaire, respiratoire ou neurologique n'ont été détectés entre les deux groupes.

- **Tests de toxicité lors d'une surdose pendant une durée de 28 jours**

Les souris qui étaient gavées de germe de blé fermenté pendant 28 jours (2000mg/kg/jour soit 16,5 fois plus élevé que la dose recommandée) ne présentaient pas de différence avec les rats du groupe contrôle (poids, consommation d'eau ou nourriture, analyse urinaire, examen pathologique, poids des organes, tests histopathologiques, paramètres hématologiques) (Csiko, 2000; Heimbach, 2007).

3.2 Études cliniques de génotoxicité et de mutagénotoxicité

Deux études ont permis de prouvé l'absence d'effet mutagène du germe de blé fermenté. La première étude (Zalatnai, 2001; Csik, 2000; Heimbach, 2007) a été réalisée sur 4 groupes différents de rats suivis pendant 32 semaines (8 mois):

- groupe contrôle (n=10),
- groupe avec cancer du côlon induit par l'azoxymethane à la 2e semaine (n=48)
- groupe avec cancer du côlon induit par l'azoxymethane la 2e semaine et gavé avec 3000 mg/kg d'Avemar pulvis (25 fois la dose normale) (n=32),
- groupe uniquement gavé avec 3000 mg/kg d'Avemar pulvis (n=10).

L'analyse de la moelle osseuse (nombre d'érythrocytes polychromatiques et d'érythrocytes normochromatiques) a montré que le germe de blé fermenté n'a aucune action génotoxique. Il n'a donc aucun effet sur le génome (l'ADN).

La seconde étude (NICS, 2004) était menée sur des Drosophiles (petites mouches expérimentales), soit nourries avec 10 % d'Avemar pulvis ou 10 % de sucrose (groupe contrôle) pendant 9 jours. Après le 13e jour, aucune mort n'a été comptabilisée et les analyses microscopiques ont montré que la fréquence de mutations chez les mouches nourries avec 10 % d'Avemar pulvis est identique à celle du groupe contrôle. Encore une fois, le germe de blé fermenté ne présente aucun effet nocif sur l'ADN.

3.3 Études cliniques chez des souris inoculées avec des cancers

Chez des souris avec cancer du poumon associé à 25 fois la dose recommandée de germe de blé fermenté (3000mg/kg/jour) pendant 18 à 60 jours, aucune toxicité n'a été détectée, ni d'augmentation de la toxicité de la drogue cytostatique, par rapport aux groupes contrôles (souris uniquement inoculées avec le cancer ou souris traitées avec la drogue cytostatique) (Szende, 2004).

L'administration du germe de blé fermenté pendant 8 à 10 semaines (dose de 3000mg/kg/jour), avec ou sans vitamine C, n'a montré aucun effet secondaire chez les souris inoculées avec un cancer aux reins par rapport aux souris contrôles (uniquement inoculées avec le cancer) (Hidvegi, 1998).

3.4 Études cliniques chez l'homme prouvant l'innocuité du germe de blé fermenté et ses effets bénéfiques contre les cancers

En plus des études d'innocuité réalisées en laboratoire sur des animaux, les études cliniques chez l'homme confirment les résultats obtenus dans les études précédentes.

L'utilisation du germe de blé fermenté aux doses recommandées n'engendre pas d'effet secondaire chez l'homme, même chez des patients qui présentaient des stades avancés de cancer, autrement dit, des patients qui étaient dans des états de faiblesses qui les rendaient plus sensibles à une éventuelle toxicité d'un produit. Ces patients atteints de cancer des cavités buccales (n= 22) (Barabás, 2006), de mélanomes (n =19) (Demidov, 2008), de cancer des poumons (n =17) (Hidvégi, 2003) ou de cancer du côlon (n =66) (Jakab, 2003), prenaient 1 dose de germe de blé fermenté quotidiennement pendant 8 à 32 mois. Aucun effet secondaire n'a été relevé. Seuls certains patients atteints de cancer du côlon ont eu des désagréments du point de vue digestif les premiers jours : diarrhées (4/66), nausées (2/66), flatulences, selles molles et constipation (1/66) (Jakab, 2003). Au contraire, dans chacune de ces études, le germe de blé fermenté permettait de diminuer les effets secondaires liés aux thérapies conventionnelles (perte de poids, fatigue, constipations, nausées, vomissements, fièvre, infections ou insomnies) comparé au groupe suivant uniquement la chimiothérapie (Demidov, 2002 ; Hidvegi, 2003 ; Jakab, 2003). Par ailleurs, le taux de survie des patients bénéficiant du germe de blé fermenté était amélioré de près de 2 ans en moyenne suite à une action en synergie avec les traitements cliniques conventionnels.

Dans une autre étude (Balin, 2006), 15 femmes qui souffraient d'arthrite rhumatoïde ont pu diminuer leur dose de stéroïdes grâce à la consommation journalière de deux doses de germe de blé fermenté quotidiennement pendant un an, soit une dose deux fois supérieure à la dose recommandée pour les patients atteints de cancer. Malgré tout, aucun effet secondaire n'a été rapporté.

Chez des enfants atteints de différentes tumeurs, la prise de 12g/m^2/jour d'Avemar pulvis en 2 doses pendant environ 29 mois a permis de vérifier l'innocuité du germe de blé fermenté. Les enfants qui prenaient le germe de blé fermenté étaient moins sujets aux épisodes de neutropénie ou d'infections qui font suite à un long traitement de chimiothérapie (Garami, 2004).

- **En résumé :**

Les études de toxicité au cours desquelles le germe de blé fermenté était administré aux rongeurs par voie orale ont montré que le surdosage, allant jusqu'à environ quarante fois la posologie normale recommandée pendant 1 jour à 8 mois, n'a provoqué aucun effet indésirable. La substance d'essai n'a révélé aucun signe de mutagénotoxicité ou de génotoxicité *in vivo*.

Les études cliniques chez les patients qui utilisaient la dose recommandée de germe de blé fermenté en accompagnement à la thérapie médicamenteuse ont confirmé l'absence de toxicité, voire une diminution des effets secondaires liés au traitement (patients moins sensibles aux infections, stabilisation du poids...). De manière intéressante, le taux de survie des patients consommant quotidiennement du germe de blé fermenté était meilleur que chez les patients suivant le traitement conventionnel uniquement.

Dans l'ensemble, il a été conclu que le germe de blé fermenté ne serait pas susceptible de causer des effets indésirables dans le cadre de son utilisation prévue en tant que complément alimentaire.

Chapitre 10
Témoignages

Tumeur de stade IV de la granulosa, (Dilys Tyrrell, Toronto–Canada, 2012)

« En décembre 2006, j'ai subi une récidive d'une forme rare de cancer de l'ovaire appelée tumeur de la granulosa (cellules qui entourent l'ovocyte). Cela faisait 10 ans que mon intervention chirurgicale s'était parfaitement déroulée en 1996. Depuis, j'ai subi 3 nouvelles opérations pour enlever les croissances tumorales. La première en mars 2007, pour enlever la plupart des nouvelles tumeurs (le chirurgien en a raté quelques-unes et avait décidé de ne pas traiter une tumeur du diaphragme et du foie). La seconde intervention s'est déroulée en décembre 2008 pour traiter les tumeurs restantes, à l'exception du foie. L'intervention la plus récente s'est déroulée en octobre 2010 pour éliminer la tumeur au foie.

Excepté la chirurgie, il n'existe aucun traitement pour mon type de cancer. Début 2007, j'ai commencé à prendre du germe de blé fermenté, et de façon continue, à l'exception d'une période de 6 mois (décembre 2009-mai 2010). Pendant cette période, j'ai pris un autre produit à base de germe de blé, sans me rendre compte que son action pouvait être différente. Après 2 mois, j'ai commencé à perdre du poids et était toujours fatiguée. Après environ 5 mois, mon chirurgien m'a dit qu'il y avait 2 nouvelles tumeurs au foie, des plus petites, mais plus agressives que la précédente. Peu de temps après ce diagnostic, j'ai décidé de reprendre le Xaventin.

En octobre 2010, quelques mois après la reprise du bon germe de blé fermenté, les médecins ont décidé d'enlever les tumeurs. Au cours de cette période stressante, j'ai repris du poids et des forces. Les dernières semaines avant mon opération, je me sentais tellement bien que je ne voyais plus l'intérêt de subir une nouvelle chirurgie. Et incroyable, 10 semaines après l'intervention, je montais de nouveau à cheval.

Je sais que le germe de blé fermenté ne guérira pas mon cancer, mais je crois qu'il a considérablement ralenti la progression de ma maladie, tout en renforçant mon système immunitaire, ce qui m'a aidé à me remettre plus rapidement des traitements. Aujourd'hui, je me sens bien et profite de la vie. Je continue à prendre le germe de blé fermenté quotidiennement. »

Sclérose en plaque (Jenny, Sunshine Coast QLD)

« En novembre 2004, j'apprenais que j'avais une sclérose en plaque. Avant la confirmation du neurologue, j'avais déjà des soupçons à cause des symptômes que je ressentais depuis août 2004, pendant mes vacances en Toscane. Les symptômes ont commencé avec des engourdissements aux pieds, ma peau était plus épaisse que d'habitude. Les jours suivants, l'engourdissement s'est glissé dans tout mon corps et a augmenté en intensité jusqu'à ce que je la ressente comme si j'avais subi une péridurale, je ne ressentais plus le contact de mes bras sur mon corps. Mes bras et mes mains étaient engourdis, mais pas aussi fort que mon torse, mes jambes et mes pieds. Aussi, je ressentais des picotements au niveau du cou lorsque je baissais ma tête. J'étais très très fatiguée, sans raison particulière.

Après le diagnostic, j'ai commencé à rechercher des traitements alternatifs pour me soigner aussi sainement que possible. Tout d'abord, j'ai suivi des traitements d'hypnose pour faire face à mes craintes, les images de fauteuils roulants et d'une vie qui était loin de celle que j'avais l'habitude de suivre hantait mes pensées. J'avais pour habitude d'avoir des journées bien remplies, à courir partout, depuis 40 ans. Ensuite, j'ai retiré les plombages de mes dents et commencé un régime strict (diminution des graisses saturées de mon alimentation...). Cela m'a conduit à un praticien qui m'a traité avec de nombreux compléments alimentaires et puis, il y a 18 mois, il m'a conseillé le germe de blé fermenté. Il pensait qu'il serait capable de maintenir ma santé pour que je puisse faire d'autres activités et m'aider à récupérer mes sensations perdues au cours des années.

Mes symptômes étaient encore doux selon les neurologues, mais loin d'être ce que je considérais comme «normal». Je ressentais encore un engourdissement constant et lancinant dans mes pieds et mes mains, je commençais à sentir que les muscles de mes jambes étaient en train de s'affaiblir et ma capacité à marcher de longues distances diminuait. Je pense que le germe de blé fermenté a joué un grand rôle pour maintenir ma santé. Il a atténué mes symptômes : je ressens beaucoup moins de sensations d'engourdissement et ma force dans les jambes s'est considérablement améliorée. Mon niveau d'énergie continue d'augmenter, je me sens à 100% de mes capacités pour le moment. Je mène une vie très occupée avec mes 2 enfants ; mon partenaire s'éloigne beaucoup, mais maintenant, j'ai l'impression que tout cela est gérable. Auparavant, ma vie quotidienne était épuisante et je me sentais toujours fatiguée.

Je pense que le germe de blé fermenté joue un rôle majeur dans le maintien de mon système immunitaire, même quand j'ai beaucoup d'activités à gérer. Il est devenu le complément alimentaire le plus important parmi tout ce que je prends.

Je recommande le produit Xaventin à tous ceux que je connais et qui pourraient en bénéficier. »

Cancer du sein de stade II (Eve, Gold Coast Australie)

« En 2002, j'ai découvert que je souffrais d'un cancer du sein. Cela fut un tel choc que les jours suivants, je me sentais comme une «somnambule». J'avais l'impression que cela n'était pas moi et que je regardais un film qui allait bientôt se terminer.

J'ai eu quelques jours pour me préparer à l'opération et pour tout apprendre sur le cancer. J'ai été surchargée d'informations de tous les côtés. Je devais garder la tête froide et intégrer tous les articles pertinents, les thérapies, les brochures, les conseils, les appels téléphoniques, Internet etc ... Mon oncologue m'a informée que mes chances de survie étaient minces et s'établissent comme suit :

- opération: 55%
- chimiothérapie: 10%
- radiothérapie: 9%
- hormonothérapie: 5%

C'était inacceptable pour moi. J'ai réalisé qu'il était temps de prendre le contrôle de la chose la plus précieuse pour moi, ma vie et faire tout mon possible pour lutter contre cette terrible maladie. Je devais trouver un moyen d'augmenter mes chances de survie. J'ai pris connaissance de nombreuses alternatives, des produits et des procédures complémentaires de guérison. J'ai étudié attentivement chacun d'eux, mais je n'étais pas convaincue.

Mes parents, en Hongrie, m'ont informée d'une nouvelle thérapie complémentaire constituée de germe de blé fermenté, appelé Avemar chez eux. J'ai immédiatement commencé une recherche sur Internet. Il y avait beaucoup d'informations sur Avemar, des études cliniques, des revues médicales et d'autres études. J'ai lu un rapport du Bureau de statistique en Hongrie qui expliquait que pour la première fois, le taux de mortalité des cancers a diminué en 2000, la première année après la mise en circulation de ce produit.

J'ai décidé de demander à mes parents de m'envoyer ce germe de blé fermenté. J'ai commencé à le prendre 5 jours après l'opération, après avoir demandé conseil à mon oncologue. Il a dit qu'il n'y avait rien qui pourrait interférer avec la chimiothérapie dans ce produit. Le traitement que j'ai choisi est la cure de 3 mois intensifs. Je voulais en finir le plus rapidement possible.

J'ai eu l'occasion d'observer d'autres patients dans la salle d'attente. Il me semblait que par rapport à eux, j'ai eu un parcours relativement facile, tout en prenant le germe de blé fermenté. J'étais beaucoup plus forte que les autres et ressentais moins les effets secondaires sévères de la chimiothérapie et même mes analyses sanguines étaient revenues à la normales, beaucoup plus rapidement que prévu.

Les études sur le germe de blé fermenté confirment mes impressions, ils ont obtenu d'excellents résultats du germe de blé fermenté en combinaison avec le Tamoxifène®. Mon expérience a été la même, je ne ressens pas les effets secondaires du traitement. Je prends toujours du germe de blé fermenté et le prendrai pour le reste de ma vie.

Au moment de l'opération, ils ont sorti 7 ganglions lymphatiques et, malheureusement, 3 d'entre eux étaient déjà touchés par les cellules cancéreuses. Le germe de blé fermenté a un effet antimétastatique prouvé. Ce qui signifie qu'il ne permet pas à la tumeur primaire de se propager dans le corps. Il y a peu, j'ai reçu les résultats, et ils sont bons ! Je ne peux pas décrire le bonheur que j'ai ressenti à ce moment-là. Le germe de blé fermenté m'a aidé, tout comme les milliers de personnes qui en ont bénéficié.

Je voulais partager mon expérience avec tout le monde afin de vous aider, vous et vos proches dans ces moments difficiles. »

Formidable

Un mieux être quasi instantané, des fonctions retrouvées, surprenant... (Patrick E.)

Heureuse

Je suis très contente du Xaventin, le germe de blé fermenté. (Irina P.)

Cancer du pancréas inopérable

Difficile de donner un avis sur le bienfait de ce produit. Il est consommé consciencieusement depuis un mois et demi à raison d'un sachet par jour par un proche qui souffre d'un cancer du pancréas inopérable.

Dans un premier temps, nous avons constaté une baisse significative des marqueurs, ce qui est encourageant, à savoir quand même que nous avons, en outre, réformé l'alimentation afin de mettre toutes les chances de notre côté. (Viviane C.)

Produit excellent

C'est un produit qui est facile à boire, que l'on peut prendre sur soi-même en déplacement du fait des sachets individuels. Il suffit à chacun de trouver le meilleur moment de la journée pour le boire en fonction de nos habitudes de vie (je le prends vers 16h-17h, ce qui fait bien l'intervalle de 1h-1h30 entre le dernier repas et le suivant). C'est un complément alimentaire qui convient à beaucoup de personne. (Ines B.)

Je n'en pense que du bien du XAVENTIN, à conseiller à toutes les personnes en traitement de chimio

Je ne l'ai pas acheté pour moi, mais pour mon frère à qui l'on vient de dépister un cancer du côlon et nodules au foie. Il prend tous les jours, en plus d'autres compléments alimentaires avec une d'alimentation adaptée, un sachet de Xaventin. Résultat du 1er scanner : 47% de nodules en moins ! Nous pensons que c'est un très bon résultat, nous attendons le rendez-vous avec son oncologue pour confirmation. De plus, peu d'effets secondaires suite aux séances de chimio, un très bon appétit et un moral très fort... Pour l'instant, nous sommes confiants. A voir dans 3 ou 4 mois. (Christine E.)

Références

- Andrews C, McMahon J, Muindi JR, « A Prospective Clinical Trial of Cholecalciferol 2000 IU/day in Colorectal Cancer Patients: Evidence of a Chemotherapy-response Interaction », Anticancer Res, 2012;32(4):1333-8.
- Bálint G, Apáthy Á, Gaál M, Telekes A, Resetár Á, Blazsó G, Falkay G, Szende B, Paksy A, Ehrenfeld M, Shoenfeld Y, M, « Effect of Avemar–a fermented wheat germ extract–on rheumatoid arthritis », Preliminary data. Clinical and Experimental Rheumatology, 2006 ; 24: 325-328.
- Barabás J, Németh Zs, « Recommendation of the Hungarian Association of Oral and Maxillofacial Surgeons (Magyar Arc-, Állcsont- és Szájsebészeti Társoság) in the indication of supportive therapy with Avemar », Hungarian Medical Journal (Orvosi Hetilap), 2006.
- Boros L. G, Cascante M, Lee W-N. P., « Metabolic profiling of cell growth and death in cancer application in drug discovery », Drug discovery today, 2002; 7 (6):18-26.
- Boros L. G, Lapis K, Szende B, Tömösközi-Farkas R, Balogh Á, Boren J, Marin S, Cascante M, Hidvégi M, « Wheat germ extract decreases glucose uptake and RNA ribose formation but increases fatty acid synthesis in MIA pancreatic adenocarcinoma cells », Pancreas, 2001; 23: 141–147.
- Boros Laszlo G. Michele Nichelatti, Yehuda Shoenfeld., « Fermented wheat germ extract (Avemar) in the treatment of cancer and autoimmune diseases », Ann NY Acad Sci, 2005;1051:529-542.

- Brown J *et al.*, « Nutrition during and after cancer treatment: a guide for informed choices by cancer survivors », CA Cancer J Clin, 2001; 51: 153-87.

- Bruera E, « ABC of palliative care », Anorexia, cachexia and nutrition, 1997; 315:1219–1222.

- Comín-Anduix B, Boros L. G, Marin S, Boren J, Callol-Massot C, Centelles J. J, Torres J. L, Agell N, Bassilian S, Cascante M., « Fermented wheat germ extract inhibits glycolysis/pentose cycle enyzmes and induces apoptosis through poly (ADPribose) polymerase activation in Jurkat T-cell leukemia tumor cells »., J. Biol. Chem., 2002; 277: 46408–46414.

- Csik, M, « Genotoxicology analysis of Avemar and azoxymethane in the rat's marrow micro-nucleus test », Expert's Opinion. Report number 016.00.358.MN. Department of Experimental Pathology and Mutagenic Research, National Institute of Chemical Safety, 2000 ; Budapest, Hungary. [Unpublished report.]

- Csiko, G., G. Semjen, and V. Ratz, « Acute oral toxicity study of Avemar in rat: Final report », University of Veterinary Science, Department of Pharmacology and Toxicology, 1999; Budapest, Hungary. [Unpublished report on file at Biromedicina Corporation, Budapest, Hungary.]

- Csiko, G., G. Semjen, R. Glavits, V. Ratz, and G. Sebestyen, « Subacute oral toxicity study of Avemar with 28-day treatment and 14-day post-treatment period in rat: Final report », University of Veterinary Science, Department of Pharmacology and Toxicology, 2000; Budapest, Hungary. [Unpublished report on file at Biromedicina, Budapest, Hungary.]

- Demidov L. V, Manzjuk L. V, Kharkevitch G. Y, Artamonova E. V, Pirogova N. A, « Nutraceutical Improves Survival of High-Risk Skin Melanoma Patients: A Randomized, Pilot, Phase II Clinical Study with a 7-Year Follow-Up », CANCER BIOTHERAPY & RADIOPHARMACEUTICALS, 2008; 23 (4).

- Ehrenfeld M., *et al*, « AVEMAR (a new benzoquinone-containing natural product) administration interferes with the Th2 response in experimental SLE and promotes amelioration of the disease », Lupus, 2001 (10), 622-627.

- Fajka-Boja R, Hidvégi M, Shoenfeld Y, Ion G, Demydenko D, Tömösközi-Farkas R, Vizler Cs, Telekes A, Resetár Á, Monostori É, « Fermented wheat germ extract induces apoptosis and downregulation of major histocompatibility complex class I proteins in tumor T and B cell lines », Int J Oncol, 2002;20(3):563-570.

- Ferrrari C, Samir G *et al.*, « A multicentric prospective open trial on the quality of life and oxidative stress in patients affected by advanced head and neck cancer treated with a new benzoquinone-rich product derived from fermented wheat germ (Avemar) », Mediterranean Journal of Nutrition and Metabolism, 2008.

- Garami M, Schuler D, Babosa M, Borgulya G, Hauser P, Müller J, Paksy A, Szabó E, Hidvégi M, Fekete Gy, « Fermented wheat germ extract reduces chemotherapy-induced febrile neutropenia in pediatric cancer patients », J. Pediatr Hematol Oncol, 2004; 10: 631-635.

- Heimbach JT, Sebestyen G, Semjen G, and Kennepohl E, « Safety studies regarding a standardized extract of fermented wheat germ », Int J Toxicol, 2007; 26, 253–259.

- Hidvégi M, Moldvay J, Lapis K, Ajkay Z, « The fermented wheat germ containing product enhances quality of life for patients with lung cancer », Pulmono, 2003.
- Hidvegi M, Rásó E, Tomoskozi Farkas R, Lapis K, Szende B., « Effect of MSC on the immune response of mice », Immunopharmacology, 1999a ; 41(3):183-186.
- Hidvégi M, Rásó E, Tömösközi-Farkas R, Paku S, Lapis K, Szende B., « Effect of Avemar and Avemar + vitamine C on tumor growth and metastasis in experimental animals », Anticancer Res, 1998; 18:2353.
- Hidvégi M, Rásó E, Tömösközi-Farkas R, Lapis K, Szende B, « MSC, a new benzoquinone-containing natural product with antimetastatic effect », Cancer biotherapy & radiopharmaceuticals, 1999b ; 14(4):277-289.
- Illmer C, Madlener S, Horvath Z, Saiko P, Losert A, Herbacek I, Grusch M, Krupitza G, Fritzer-Szekeres M, Szekeres T., « Immunologic and biochemical effects of the fermented wheat germ extract Avemar », Exp Biol Med (Maywood), 2005; 230(2):144-149.
- Jakab F, Mayer Á, Hoffmann A, Hidvégi M, « First clinical data of a natural immunomodulator in colorectal cancer », Hepato-Gastroenterology, 2000; 47: 393-395.
- Jakab F, Shoenfeld Y, Balogh Á, Nichelatti M, Hoffmann A, Kahán Zs, Lapis K, Mayer Á, Sápy P, Szentpétery F, Telekes A, Thurzó L, Vágvölgyi A, Hidvégi M, « A medical nutriment has supportive value in the treatment of colorectal cancer », Br J Cancer, 2003; 89: 465-469.
- Johanning GL, « Efficacy of a medical nutriment in the treatment of cancer », Altern Ther, 2007; 13(2):56-63.
- Kenner D, « Avemar – a functional food with proven anti-cancer effects », Townsend Lett, 2006; 96-100.

- Larsson SC, Giovannucci E, Bergkvist L, Wolk A. « Whole grain consumption and risk of colorectal cancer: a population-based cohort of 60,000 women », Br J Cancer. 2005; 92(9):803-7.
- Lehel, J., G. Semjen, and V. Ratz, « Acute oral toxicity study of Avemar in mouse: Final report », University of Veterinary Science, Department of Pharmacology and Toxicology, 1999; Budapest, Hungary. [Unpublished report on file at Biromedicina Corporation, Budapest, Hungary.]
- Marscek Z, Kocsis Zs, Jakab M, Szende B, Tompa A, « The efficacy of Tamoxifen in estrogen receptor-positive breast cancer cell is enhanced by a medical nutriment, Cancer Biother Radiopharm, 2004; 746-753.
- Mueller T., « Fermented wheat germ extract – nutritional supplement or anticancer drug ? », Nutrition Journal, 2011; 10:89.
- Mueller *et al.*, « Promising cytotoxic activity profile of fermented wheat germ extract (Avemar®) in human cancer », Journal of Experimental & Clinical Cancer Research, 2011; 30:42.
- Nichelatti M., Hidvégi M., « Experimental and clinical results with Avemar (a dried extract ogyogyaszati Onkologiafrom fermented weath germ) in animal cancer models and in cancer patients », N, 2002; 7:40-41.
- Park H, Lee E, Tejeda M, Telekes N, Lee N, « Cytotoxic activities of fermented wheat germ extract (Avemar) on human gastric carcinoma cells by induction of apoptosis », Journal of Clinical Oncology, 2005
- Pelletier *et al.*, « Unplugging Cancer's power supply », Anti-aging medical news, 2008.

- Périgaut F, Marie G, Tondat A, Cazenave M, « Encyclopédie des symboles », Le Livre de Poche, 1999.
- Ribári O, Almay K, Hoffmann A, Hidvégi M., « Early results on the supportive treatment of head and neck cancer patients with Avemar », First Congres of the Hungarian Society of Clinical Oncology, 2000, Budapest, Hungary, November 10–11.
- Saiko P, Ozsvar-Kozma M, Madlener S, Bernhaus A, Lackner A, Grusch M, Horvath Z, Krupitza G, Jaeger W, Ammer K, Fritzer-Szekeres M, Szekeres T, « Avemar, a nontoxic fermented wheat germ extract, induces apoptosis and inhibits ribonucleotide reductase in human HL-60 promyelocytic leukemia cells », Cancer Lett, 2007; 250:323-328.
- Saiko P *et al.*, « Avemar, a non toxic fermented wheat germ extract, attenuates the growth of sensitive and 5-FdUrd/Ara-C cross resistant H9 human lymphoma cells through induction of apoptosis », Oncol Rep, 2009; 21(3):787-791.
- Szende B, Rásó E, Hidvégi M, Tömösközi-Farkas R, Paku S, Prónai L, Bocsi J, Lapis K, « A new substituted benzoquinone-containing product with antimetastatic properties », Orv Hetil, 1998; 139: 2893 2897.
- Takeda, E. and Weber, G. « Role of ribonucleotide reductase in expression of the neoplastic program », Life Sci., 1981 (28) 1007-1014.
- Tejeda M, Gaal D, Szucs I, Telekes A, « Avemar inhibits the growth of mouse and human xenograft mammary carcinomas comparable to endocrine treatments », J Clin Oncol, 2007 ; 25(18S):21132.

- Telekes A, *et al.*, « Avemar (Wheat Germ Extract) in Cancer Prevention and Treatment », Nutrition and Cancer, 2009; 61(6), 891-899.
- Telekes A, Resetar A, Balint G, Blazso G, Falkay G, Lapis K, Raso E, Szende B, Ehrenfeld M, Shoenfeld Y, Hidvégi M, « Fermented wheat germ extract (Avemar) Inhibits Adjuvant Arthritis », New York Academy of Sciences, 2007 ; 1110:348-361.
- Telekes *et al.*, « Avemar Inhibits the Growth of Mouse and Human Xenograft Mammary Carcinomas Comparable To Endocrine Treatments », Journal of Clinical Oncology, 2007.
- Telekes András, Kiss-Tóth Endre, Nagy Tünde, « Synergistic effect of MSC on proinflammatory cytokine production and Ras-mediated cell activation », Ann NY Acad Sci, 2005;1051:515-528.
- Telekes A, Hegedus M, Chae CH, Vekey K, « Avemar (wheat germ extract) in cancer prevention and treatment », Nutr Cancer, 2009; 61:891-899.
- Tompa A, Kocsis Zs, Marscek Z, Jakab M, Szende B, Hidvégi M, « Chemoprevention with Tamoxifen and Avemar by inducing Apoptosis on MCF-7 (ER+) Breast Cancer Cells », Second Congress of the World Society for Breast Health, Monsuzzi Editore, Bologna, 2003; 61-66.
- Virag L *et al.*, « The therapeutic potential of poly(ADP-ribose) polymerase inhibitor », Pharmacol. Rev., 2002; 54:375-429.
- Weycker D., Sofrygin O., *et al.*, « Technical evaluation of methods for identifying chemotherapy-induced febrile neutropenia in healthcare claims databases », BMC Health Services Research, 2013; 13:60.

- Williams D, « A cancer therapy out of the blue », Alternatives, 2005; 11(3):17-24.
- Wright *et al.*, « Is it really from heaven above ? The cancer miracle that leaves healthy cells healthy », Health Sciences Institute, 2005.
- Xianglan Zhang, Xiao-Ou Shu, Yong-Bing Xiang, Gong Yang, Honglan Li, Jing Gao, Hui Cai, Yu-Tang Gao, Wei Zheng, « Cruciferous vegetable consumption is associated with a reduced risk of total and cardiovascular disease mortality », Am J Clin Nutr, July 2011; 94(1):240-6.
- Zalatnai A, Lapis K, Szende B, Rásó E, Telekes A, Resetár Á, Hidvégi M, « Wheat germ extract inhibits experimental côlon carcinogenesis in F-344 rats », Carcinogenesis, 2001; 22(10):1649-1652.
- Zhang YF, Kang HB, Li BL, Zhang RM, « Positive effects of soy isoflavone food on survival of breast cancer patients in china », Asian Pac J Cancer Prev, 2012;13(2):479-82.

Tables des matières